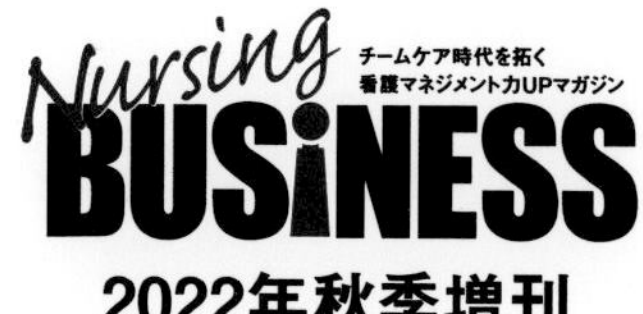

2022年秋季増刊

事例に学ぶ ポイントを押さえた 収益性の高い病棟づくり

CREATING A HIGHLY PROFITABLE WARD

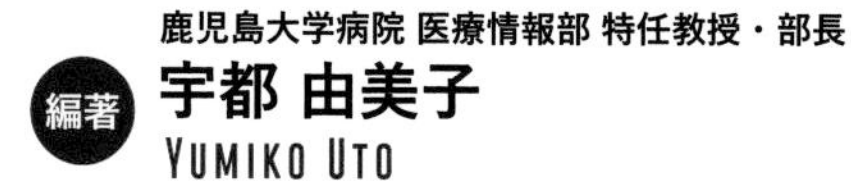
鹿児島大学病院 医療情報部 特任教授・部長
編著 宇都 由美子
YUMIKO UTO

はじめに

2021年秋季増刊号（以下、前号）に続いて、22年秋季増刊号についても、編著者として携わることとなりました。前号の「はじめに」に目を通してみると、医療界に厳しい影響を及ぼすようになった要因として、「経済」について言及しておりました。その後、先の見えないコロナ禍において、病院経営はますます厳しさを増すようになりました。コロナ患者さんの診療と並行して一般診療も継続していかなければならない現場は疲労困憊しています。それでも地域住民の健康を守る使命を有する病院を潰すわけにはいきません。

本書は、コロナ禍において毅然と患者さんを守り、部下を守り、病院を守っておられる看護管理者のみなさま方に、いち早くPostコロナを意識した管理に目を向けていただきたくて、上梓致しました。第1章「Postコロナ時代の病院経営」では看護部門の双肩にかかっている根拠を述べ、急性期入院医療においてはDPC/PDPSというマネジメントツールの活用について解説しました。第2章では、「病院経営の現状と試される看護管理の質」というテーマで、厳しい病院経営に看護部として貢献できることは何か。また、看護管理者に何が求められるのか。生産性を上げることから、看護管理者の教育まで幅広くトップマネージャーの方々に率直に語っていただきました。第3章は前号に引き続いて、問題解決に役立つツールとしてピボットテーブルの活用法を紹介しています。サンプルデータと事例を通じて、より実践的な内容になっています。第4章は「収益性向上の2つの方法 生産性アップと良いコストダウン」として、それぞれ特徴的な取り組みをされている施設からのご報告をいただきました。飯塚病院では看護DXとして RPAを導入したことによって、目を見張るような効果が得られたこと。名古屋大学医学部附属病院における適切なマネジメントが行える看護管理者の育成が、病院の事業利益率の向上につながっていること。鹿児島大学病院における特定行為研修修了看護師の活用や、夜間の看護補助者の業務改善の取り組みと看護補助者との協働体制の推進の具体的な事例報告。手稲渓仁会病院における高齢者への看護ケアの向上が病院の収益性アップに繋がったことと、地域との連携強化。近森病院のベッドの状況を時間軸でとらえ看護師の労働生産性を高める工夫。NTT東日本関東病院で取り組んでいる記録の質および収益性の向上に有益なクリティカルパスの活用等々、いずれもそれぞれの病院で成功している事例であり、管理者のみなさまに熱く響くものがあるかと思います。そして、第5章では「これからの病院経営に不可欠な看護部門のIT、DX、AIへの挑戦」について総括しました。

本書が前号に引き続き、看護管理者のお役に立てることを願っております。また、本書と一緒に前号も活用していただければ、管理者のみなさまのお悩み解決に十分な効果を発揮してくれることと確信しています。

2022年10月

鹿児島大学病院 医療情報部 特任教授・部長
宇都 由美子

contents

編者・執筆者一覧

編著者

宇都 由美子

鹿児島大学病院 医療情報部 特任教授・部長 ……… はじめに、1章、5章

著者（五十音順）

岩穴口 孝

鹿児島大学病院 医療情報部 助教 ……… 3章

上川 重昭

飯塚病院 看護部 看護師長 DX 推進担当 ……… 4章1節

岸良 達也

鹿児島大学病院 看護師特定行為研修センター ……… 4章3節

田中 いずみ

医療法人渓仁会 手稲渓仁会病院 副院長兼看護部長 ……… 4章5節

福田 ゆかり

鹿児島大学病院 副看護部長 ……… 4章4節

福元 幸志

鹿児島大学病院 看護師特定行為研修センター主任 ……… 4章3節

藤井 晃子

名古屋大学医学部附属病院 副病院長兼看護部長 ……… 4章2節

村岡 修子

NTT 東日本関東病院 副看護部長 ……… 4章7節

山口 雪子

鹿児島大学病院 看護師長 ……… 4章4節

吉永 富美

社会医療法人近森会 近森病院 看護部長 ……… 4章6節

座談会参加者

宇都 由美子

鹿児島大学病院 医療情報部 特任教授・部長

大松 真弓

産業医科大学病院 副院長 看護部長

熊谷 雅美

済生会横浜市東部病院 特任院長補佐

村岡 修子

NTT 東日本関東病院 副看護部長

第1章

Post コロナ時代の病院経営

Chapter 1

Post コロナ時代の病院経営

鹿児島大学病院　医療情報部　特任教授・部長
宇都 由美子

看護部が病院経営を立て直す

コロナ禍、超円安、予断を許さないウクライナ情勢、それに伴うエネルギー価格の高騰、物価上昇等々、世の中暗い話題が続いています。2020 年春の新型コロナ感染症（COVID-19）の発生以来、「未曽有の出来事」「パンデミック」「もはや有事である」「災害である」という見出し入りニュースが毎日のように報道され、人々の生活を不安に陥れてきました。かつて人類が経験したことのない新興感染症の脅威は人々の日常生活を変え、医療現場の混乱と疲弊を招きました。私が所属する鹿児島大学病院（以下、当院）においても、中等症以上のコロナ感染症患者さんの収容を開始して以来、病院運営の舵取りは常にコロナ感染症の拡大と収束を横睨みしながら、一般病床と ICU の重症者用病床数の調整に明け暮れました。さらに第 7 波に至っては、医療関係者の家庭内感染が増え、常に数十人の職員が休まざるを得ない状況になり、1 病棟閉鎖という事態に追い込まれました。一方、コロナ感染症以外の患者さんの受入れ、適切な医療の提供も待ったなしで、常に走り続けなければなりません。救急車の受入れ見合わせや予定手術の延期など、病棟閉鎖と解除を含め、1 週間単位で発動したり元に戻したりと、まさに病院の機動力が試されました。

コロナ感染症対応と一般診療の継続は、医療現場の負担を招くと同時に病院経営への影響も甚大です。かろうじて「新型コロナウィルス感染症患者等入院受入医療機関緊急支援事業」が 2020 年度より実施されており、新型コロナ患者の即応病床を割り当てられた医療機関に対して、新型コロナ対応を行う医療従事者を支援して受入体制を強化するための補助が行われてきました[1)]。

多くの医療従事者や医療機関にとって、未知の感染症との闘いであっても、専門的な知識と技能を駆使し、いつしか落ち着きを取り戻し粛々と対応してきました。しかし、2022 年 2 月にウクライナ侵攻が始まり、それに伴い原油価格が高騰し、石油や天然ガスの多くを輸入に頼っている日本においては、電気代やガソリンなどエネルギー価格の高騰が日常生活を直撃するようになりました。病院が契約している電気代も例外ではありません。**図 1** は、当院においてエネルギー価格高騰に伴う影響をシミュレーションした結果です。2021 年度に比べ 2022 年度は 7,600 万円の増加、2022 年度に比べ 2023 年度は 1 億 2 千万円の増加が見込まれています。

図1　エネルギー価格・物価高騰に伴う影響（2022 年 6 月現在見込）

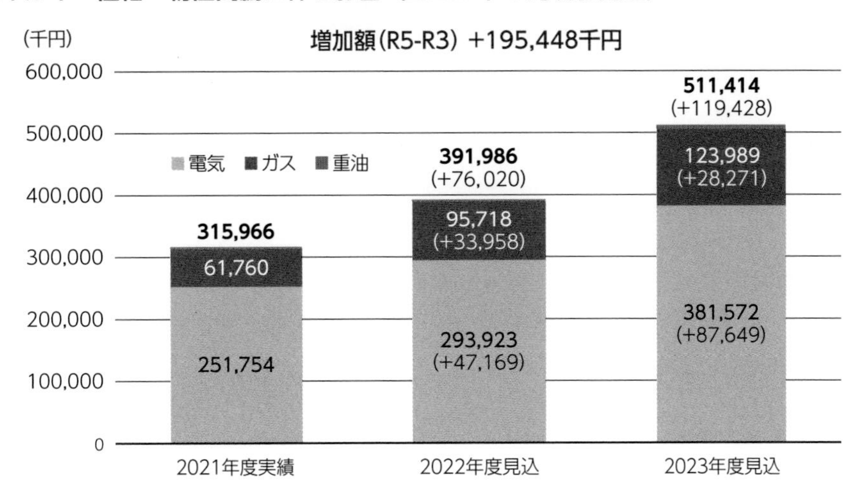

さらに追い打ちをかけるように円安の勢いが止まらず、輸入割合が高い医療機器や薬品・診療材料等の価格は少なからず影響を受けることが予測されています。また、政府は「感染症対策と社会経済活動との両立を図る」として、現時点で新たな行動制限を考えずに、社会経済活動の回復に向けた取り組みを段階的に進めていくという方針を打ち出しました。COVID-19 第 7 波の感染状況によっては、医療機関緊急支援事業もいずれ縮小・打ち切りという時がくるでしょう。

かつて、1990 年湾岸戦争勃発から 1993 年バブル崩壊にかけて、日本経済は大打撃を受け、回り回って医療経済も大きな影響を被りました。文教費が軒並み削られ、当院においては新規医療機器の購入凍結や超過勤務手当の一律カットという事態も起こりました。現在の医療を取り巻く状況は、コロナ禍が加わり、病院経営にとってはまさに「泣き面に蜂」状態です。コロナ感染症対策と一般診療の両立を図りながら、Post コロナ時代を見据えた病院運営に大きく踏み出さなければなりません[2]。幸い 1990 年初頭と今の病院経営が大きく異なる点は、急性期入院医療に DPC/PDPS(Diagnosis Procedure Combination／Per-Diem Payment System：診断群分類別包括支払い制度）が導入されているということです。この病院マネジメントツールを最大限活用し、Post コロナ時代の病院経営の立て直しに、看護部門がリーダーシップと機動力を発揮していただきたいと思います。

2022 年度診療報酬改定の傾向と新旧 DPC 比較

2022 年度度診療報酬改定[3] は、新興感染症等にも対応できる医療提供体制の構築など、医療を取り巻く課題への対応が中心に据えられています。DPC については、医療の標準化に向けた DPC 制度の算定方法の見直し等のさらなる包括払いの推進があげられています。例えば、短期滞在手術基本料 3 に該当する診断群分類等については、DPC/PDPS の点数設定方式 D（入院期間 I を「1 日」

に設定し、そこで「入院基本料を除く、ほとんどの報酬を支払ってしまう」）による設定が行われています。また、入院初期の医療資源投入量が増加傾向であることから、最も一般的な点数設定方式であるA（一般的な診断群分類）について、入院初期をより重点的に評価する体系に見直しが行われています[4)]。これにより、各医療機関では早期退院の促進がさらに重要になってきました。当院においては、これらの改定に対して、病床マネジメントツールであるDPCを活用し、新旧の点数表によるシミュレーションを行い、診療情報管理部門と医師や看護師長が協働して対応を検討しました。

具体的に2020年度と2022年度の新旧DPC比較を行った結果、4,816件のうち、Ⅱ期間が短縮したDPCは2,661件（55.3%）、Ⅱ期間に変化なし1,768件（36.7%）、Ⅱ期間が延長したDPCは387件（8.0%）、出来高評価が676件（14.0%）という結果でした（**図2**）。

また、当院の効率性指数に影響がある年間12症例以上のDPC355件については、Ⅱ期間が短縮したDPCは153件（43.1%）、Ⅱ期間に変化なし149件（42.0%）、Ⅱ期間が延長したDPCは30件（8.5%）、出来高評価が23件（6.5%）という結果でした。2020年度に比べ、2022年度のⅡ期間が短縮しているDPCが多く、また、当院の効率性指数に影響のあるDPCについてもⅡ期間が短縮しているものが多いという結果でした（**図2**）。

図2 2020年度と2022年度の新旧DPC比較

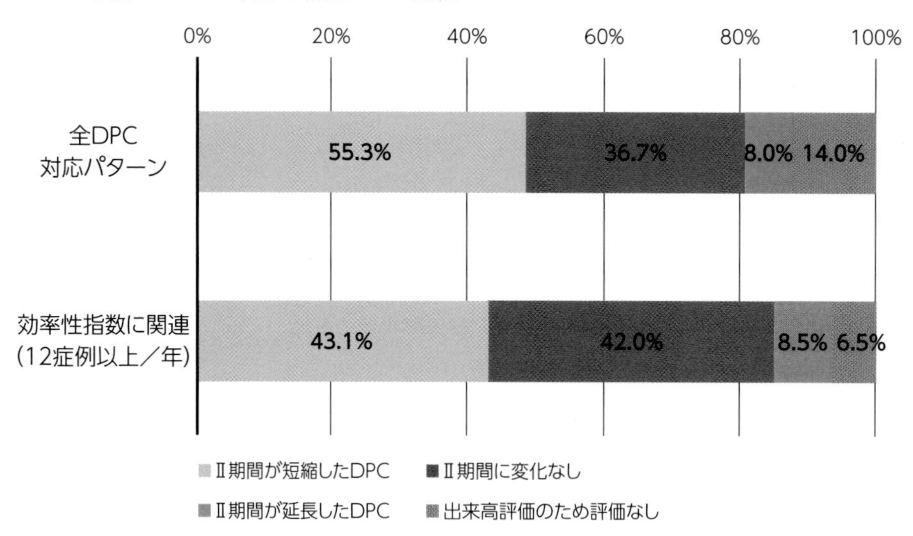

症例数の多いDPCの新旧比較からシミュレーション行い改定前と同じ収入を得るための方策を探る

まず、当院の効率性指数に影響を及ぼすDPC（12症例以上/年）355件について、新旧のDPCそれぞれでシミュレーションを行いました。2022年度改定によりDPCⅡ期間が短縮していることを意識せずに、2020年度と同じ入院期間で病床管理を行ってしまうと、6,388,102点の減収になります。これらのDPC355件の患者数は入院患者全体の8割に当たるため、それを基に医療機関別係数を加味してシミュレーションすると、年間で約8,000万円の減収になることが推測できました（**図3**）。

図3 **効率性指数に影響のあるDPCによる新旧収入の比較**

2022年度改定によるDPCⅡ期間短縮を意識せずに運営したら…

●効率性指数に影響あるDPC（12症例以上/年）355件についての新旧比較シミュレーション

6,388,102点
2020年度
2020年の点数×
Ⅱ期最終日×実績
336,013,928点
2022年度
2022年の点数×
2020年のⅡ期最終日
（2022年ではⅢ期に入る
ケースもある×実績）
329,625,826点

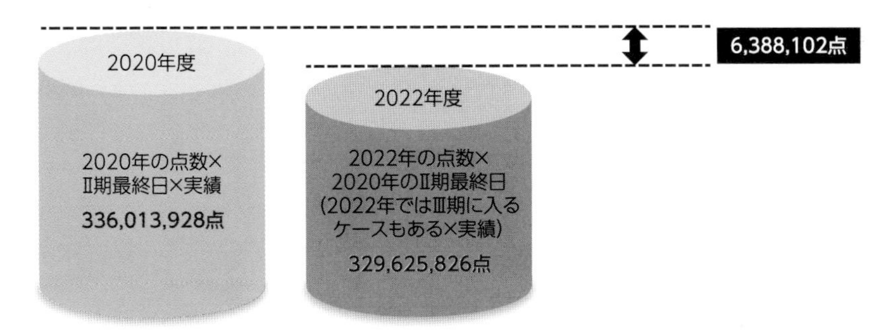

DPC新旧比較を行い、当院の受ける影響予測が把握できたら、次に戦術レベルの行動に移りました。診療科ごとに、症例数の多かったDPCについて、新旧の点数表を用いて、シミュレーションを行いました。たとえば、消化器外科において症例数の多かった「060010xx99x40x（食道の悪性腫瘍手術無し化学療法ありかつ放射線療法なし副傷病なし（主な疾患：食道癌）」については、新点数でⅡ期間が9日⇒8日と1日短縮し、1日当り点数もⅡ期間が2,431点⇒2,333点、Ⅲ期間が2,067点⇒1,983点と減少していました。これを元に、2020年10月から2021年9月末までの退院患者数88人、平均在院日数9.4日という実績に基づいて新旧点数で計算し、減収となるところを新入院患者獲得目標として明らかにしました。すなわち、改定前の包括収入2,227,368点に対して、改定後は同人数・同平均在院日数で包括収入は2,153,448点となり、73,920点の減収となります。しかも新点数ではⅡ期間が8日となるため、入院期間8日間で退院する場合、改定前と同じ収入を上げるためには、100人の入院患者が必要となり、あと12人の新規入院患者の獲得を目指すという目標を明らかにしました（**図4**）。

図4 DPCごとの新規入院患者獲得目標

060010xx99x40x
（食道の悪性腫瘍　手術なし化学療法ありかつ放射線治療なし副傷病なし（主な疾患：食道癌））
新旧比較シミュレーション

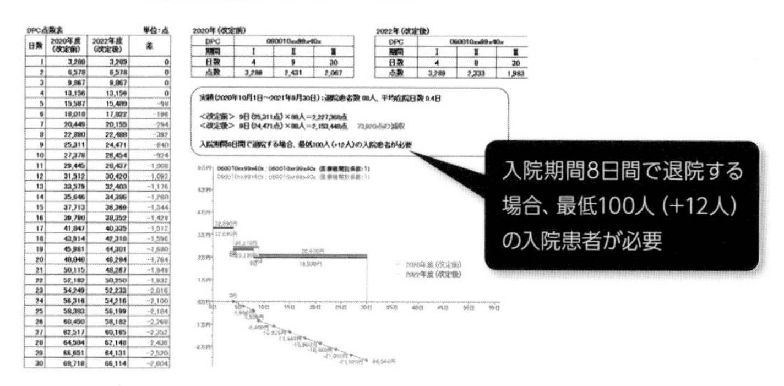

DPC点数表　単位：点

日数	2020年度（改定前）	2022年度（改定後）	差
1	3,289	3,289	0
2	6,578	6,578	0
3	9,867	9,867	0
4	13,156	13,156	0
5	15,587	15,489	−98
6	18,018	17,822	−196
7	20,449	20,155	−294
8	22,880	22,488	−392
9	25,311	24,471	−840
10	27,378	26,454	−924
11	29,445	28,437	−1,008
12	31,512	30,420	−1,092
13	33,579	32,403	−1,176
14	35,646	34,386	−1,260
15	37,713	36,369	−1,344
16	39,780	38,352	−1,428
17	41,847	40,335	−1,512
18	43,914	42,318	−1,596
19	45,981	44,301	−1,680
20	48,048	46,284	−1,764
21	50,115	48,267	−1,848
22	52,182	50,250	−1,932
23	54,249	52,233	−2,016
24	56,316	54,216	−2,100
25	58,383	56,199	−2,184
26	60,450	58,182	−2,268
27	62,517	60,165	−2,352
28	64,584	62,148	−2,436
29	66,651	64,131	−2,520
30	68,718	66,114	−2,604

2020年（改定前）

DPC	060010xx99x40x		
期間	Ⅰ	Ⅱ	Ⅲ
日数	4	9	30
点数	3,289	2,431	2,067

2022年（改定後）

DPC	060010xx99x40x		
期間	Ⅰ	Ⅱ	Ⅲ
日数	4	8	30
点数	3,289	2,333	1,983

また、これ以外に、アバスチンなど高額な薬剤を用いるDPCについては、診療科や病棟のみの努力では限界があり、薬剤の購入価格の値引き交渉や後発薬品の使用など、病院全体で検討していく必要があるDPCを明らかにしていきました。

診療科・病棟への診療情報管理部門のコンサルテーション

当院においては毎年経営目標が掲げられ、2022年度についても、病床高稼働率の維持やDPCⅡ期間の退院患者の増が引き続き掲げられました。DPCについては新旧の変化を踏まえ、各診療科や病棟から診療情報管理部門に対して、勉強会やコンサルテーションの要請が寄せられました。4月は診療科・病棟ともに新採用の医師や看護師が配置され、現場の繁忙度は極めて高くなります。しかし、そのような状況下においても、4月から医局会や病棟カンファレンスの機会を活用して、1病床当りの生産性を上げるための工夫に取り組んでいます。主な内容は、DPC新旧対比シミュレーション、DPCの基礎知識、DPCⅡ超え退院への対策であり、具体的な質問として、「収益をあげるためには」「副傷病が評価されるDPCは何か」「何日間入院すれば薬価分の回収が可能か」等、切実な検討が続いています。

図5は、1病床当り生産性をあげるために行われた医師及び看護師長と診療情報管理士の検討内容です。医師の方から、「看護師さんから中心静脈注射がある場合は点数が高くなる（分岐が分かれる）と教えてもらったが、カテーテルの価格等を考慮しても利益は大きくなるのか」という質問が出されました。調べてみると、2020年度改定では手術・処置等1に「G005　中心静脈注射」という項目があり、施行することでDPCⅡ期間が長くなり、点数も高くなっていました。しかし、2022年度改定では中心静脈注射は包括されており、特に質問のあった食道疾患では中心静脈注射の分岐があるDPCは少ないため、施行することでカテーテル代等の支出が増えるだけであることがわかりました。この報告を診療情報管理士から受け、現場の看護師が手術・処置等の分岐まで把握していること

に感心させられ、改定の変更点を DPC ごとに細やかに現場に周知する必要性を強く感じました。

図 5　診療科・病棟への診療情報管理部門のコンサルテーション例

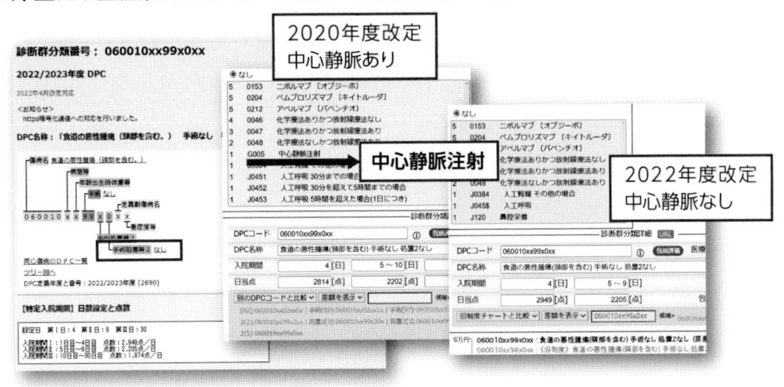

DPC を活用した病床マネジメントの成果

図 6 は当院の 1 病床当りの診療単価と DPCⅡ期間内退院の推移です。正確な DPC のコーディングと DPCⅡ期間内退院を奨励し続けてきた結果、病床当りの生産性の向上とⅡ期間内退院患者の増加が得られています。2022 年度の診療報酬改定において DPC の見直しが行われていますが、基本的には「DPC コーディングの精緻化を図る」「1 病床当りの生産性を上げる」という原則に則って運用していくことが重要であると考えます。

図 6　1 病床当りの診療単価と DPCⅡ期間内退院の推移

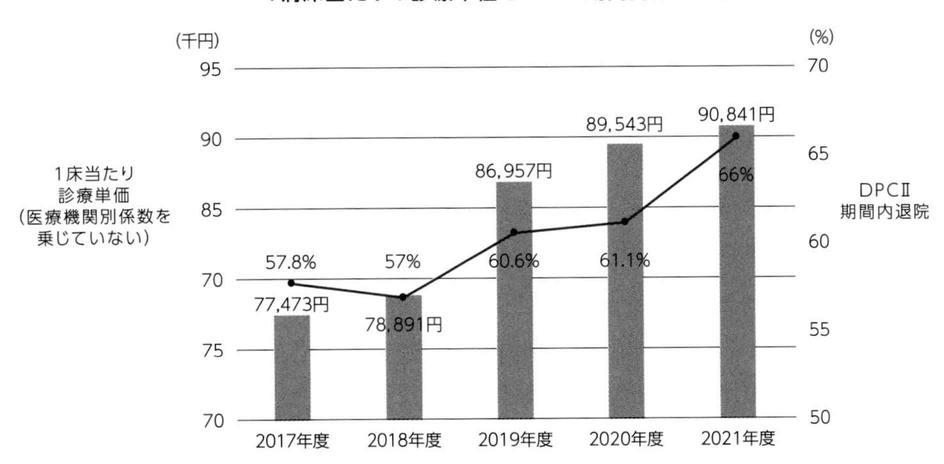

曜日による極端な病床稼働率低下を是正し効率的な病床運用の実現に向けた取り組み

当院においては、病院再開発（50床）と霧島リハビリテーションセンターの閉院（50床）に伴い、2018年より100床減少となり653床で運用しています。しかし、これに伴う職員の削減は行われなかったため、1床当たりの職員数が増え、より手厚い診療や看護が行える環境になったと発想の転換を図り、病床当たりの生産性を向上させる取り組みを開始しました。具体的には、100床減による年間減収影響22.7億円を補填するために、延べ入院患者数を、病床数が減少する前と同等に維持するという目標が掲げられました。その結果、病床稼働率95%を目指しながら、入退院に係る運用、DPCの活用、再入院時の事務的処理の簡素化など、さまざまな改革を行ってきました。

一方、土日・祝日等の休日の稼働率が80%程度に落ち込むため、平日の稼働率は100%を超える運用を行わざるを得ない状況が続いていました。病院再開発のゴールとして、2024年9月の新病棟・外来棟の稼働開始まで現状の運用を維持することは、医療安全上の問題や患者・職員双方の満足度の低下を招くとして、休日の病床管理の改善に着手することになりました。すなわち、土曜日退院＋休日入院を促進し、休日の病床稼働率の低下を防ぎ、週間の入退院患者数の平準化を図ることによって、病棟看護業務の軽減、病院経営への貢献を目指しました[5)]。これらの取り組みを検討していく中で、最も大きな問題が持参薬管理であることが判明しました。

当院においては、持参薬の管理を入院支援室と薬剤部が主に担っています。平日は薬剤師が持参薬オーダを行い、入院後の持参薬の継続服用については、主治医がシステム上で承認を行うという運用です。しかし、休日は薬剤部が当直体制となるため、薬剤師による持参薬オーダを行うことができず、主治医が対応するという運用になっていました。そのため、休日入院を促進すると、持参薬に関する主治医や看護師の負担増となるという理由で、診療科や看護部の協力を得ることができずにいました。また、この間に薬剤師の増員を図るべく求人を行ってみましたが、手当の低さや休日出勤が増えるなどの就業条件が受け入れられず、思うように求人が進みませんでした。

薬剤師のタスク・シフティングで問題を解決

薬剤師の増員ができないのであれば、薬剤師が行っている業務の中で薬剤師でなくてもできる業務を洗い出し、それらを委託するという検討を行いました。当院においては、既に診療科外来や中央診療部門の受付を業務委託しており、その延長線上で薬剤部の業務委託を追加契約しました。2020年7月から持参薬業務補助を開始し、当初は休日4名体制で対応していましたが、2021年1月からは3名での対応が可能となり、システム変更後6か月で安定的な運用が実現できました。その結果、曜日別の1日平均入院患者数を過去3年間の平均値と比較したところ、休日入院患者数は15人から23人に増加しました。また、曜日別の1日平均退院患者数を過去3年間の平均値と比較したところ、土曜日患者数は40人から47人に増加しました。2022年8月現在、休日入院患者数は30名前後、退院患者数は45名前後で維持できています（**図7**）。

図7 曜日別1日平均入退院患者数

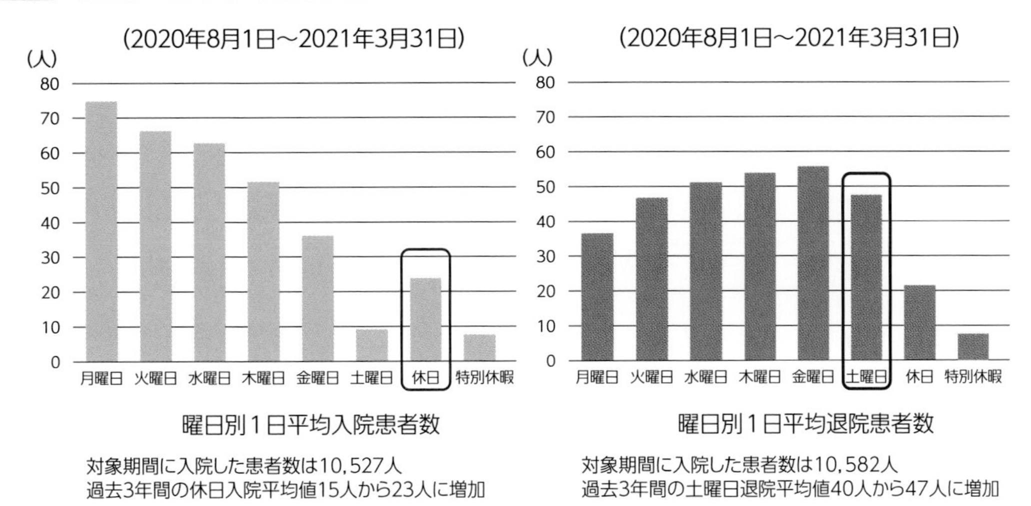

実際の運用ですが、持参薬を有する患者さんが入院した病棟に、補助者が定期的に持参薬の回収に出向き、確認後薬剤師が持参薬オーダを行うという運用にしました。持参薬の回収についても同様に、補助者が入院予定リストをもとに該当する病棟を回り、看護師と確認の上受け取ります。向精神薬が含まれている可能性があるため、鍵付きの袋で回収するようにしました。これらの回収業務は 14 時を目途に終了しますが、入院予定患者が 14 時を過ぎた場合についても、適宜対応しています。

持参薬回収後の確認作業は、他の患者分と混ざらないように、患者ごとにトレイに分けて行います。補助者の確認が終了したら、薬剤師が再確認し、患者さんへの問診が必要な場合は、薬剤師が病棟に出向いて問診を行います。これら一連の確認作業が終了したら、補助者が電子カルテに入力を行い、薬剤師が再度確認しています。

目標値を掲げ高い病床稼働率を維持

図 8 は 2014 年度～2022 年 7 月までの病床稼働率を示したものです。2014 年度から 2017 年度まではほとんど改善が見られず、全国国立大学病院の平均稼働率より低い状況が続いていました。2018 年度から、病院再開発と霧島リハビリテーションセンターの閉院に伴う病床のダウンサイジングによって、稼働額を前年より落とさないという方針の下、高い稼働率を目標に掲げました。その結果、2018 年度平均稼働額は 92.4%、2019 年度は 92.6%でした。2020 年度は新型コロナ感染症の影響で一時的に稼働率が下がりましたが、当院では地域医療の中核病院として、新型コロナ感染症以外の入院患者についても、入院治療の質・量を落とさないという方針で、病床稼働率 92%という目標値を掲げて進みました。2020 年 4 月からは 1 か月単位の稼働率を示しています。5 月は長期連休のために毎年稼働率が下がりますが、コロナ禍の中で 90% 台を維持できました。しかし、2022 年には長引く第 7 波の影響を受け 90% 台を維持できずに苦戦していますが、徐々に Post コロナを

見据えて、通常の体制に戻しつつあります。

図8 病床稼働率の推移（2014年度～2022年7月）

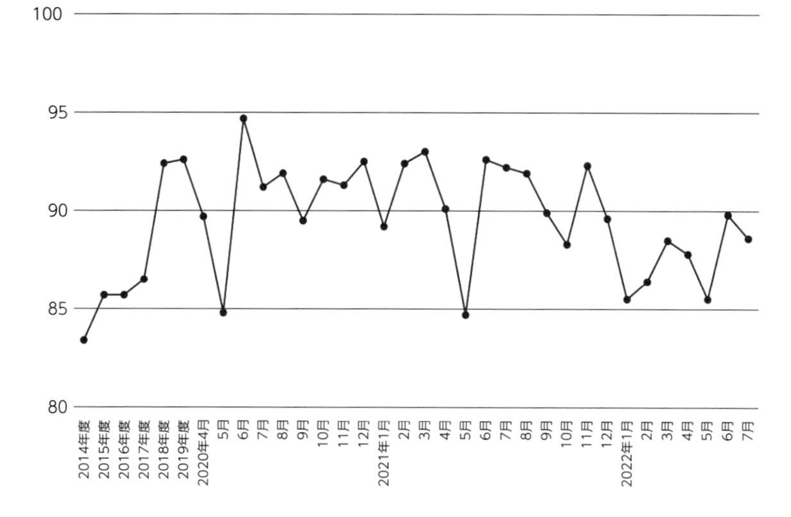

Postコロナ時代の病院経営は看護部の病床管理が鍵となる

入院料等の効果的な収入の確保が、病院の安定的な運用に不可欠であり、そのための効果的な病床管理における看護部門の責任は重大です。急性期入院医療にDPCが導入されてから、病院のマネジメントは大きく変化し、管理が容易になりました。医療行為のアクティビティを高める努力が病院の収益を増やすという従来の経営手法では、医療材料費やエネルギー価格の高騰により、収入は増えても利益は増えないという状況になっています。Postコロナ時代の病院経営は、収入増よりコスト削減への注力と、DPC/PDPSの制度理解を深め、入院医療における包括されている画像検査等の外来における計画的な実施など、効率化の余地を自分たちで見出していく努力の積み重ねが極めて大切と言えます。

引用・参考文献

1）厚生労働省　新型コロナウイルス感染症患者等入院受入医療機関緊急支援事業補助金について
https://www.mhlw.go.jp/stf/seisakunitsuite/bunya/kenkou_iryou/kenkou/kekkaku-kansenshou18/index_00015.html
2）宇都由美子：ポストコロナを見据えた病院経営の改善、看護管理 32(5)、p.382-386、2022.
3）厚生労働省　令和4年度診療報酬改定について
https://www.mhlw.go.jp/stf/seisakunitsuite/bunya/0000188411_00037.html
4）厚生労働省　点数設定方式
https://www.mhlw.go.jp/file/05-Shingikai-12404000-Hokenkyoku-Iryouka/0000186322.pdf
5）宇都由美子、福田ゆかり、道園久美子、岩穴口孝：曜日による極端な病床稼働率低下を是正し効率的な病床運用の実現に向けた取り組み、第22回日本医療情報学会看護学術大会論文集、p.63-66、2021.

第2章

座談会：病院経営の現状と試される看護管理の質

2章 座談会：病院経営の現状と試される看護管理の質

コロナ禍、ウクライナ侵攻による原油価格の高騰、歴史的な円安——病院経営をとりまく環境はこれまでにない悪条件が重なっている。厳しい病院経営に看護部として貢献できることはなにか。また、看護管理者にはなにが求められるのか。収益の上げ方から、管理者への教育まで、語ってもらった。

従来の手法では収益の上がらない時代に

宇都：病院経営ということで思い出されるのが、１９９０年の湾岸戦争の影響です。我が国は当時自衛隊の海外派遣ができませんでしたので、代わりに多額の拠出金を出しましたが、その影響で文教費がのきなみ削減されてしまい、私の所属する鹿児島大学病院も１９９２年の１～３月は超過勤務手当がカットされたことがありました。経営状況が悪いと国立大学病院であっても人件費に影響があることを身をもって知りました。そこから、教育、診療、研究という国立大学病院の３本の柱に加えてもう一つ、病院経営の健全化という使命が文部科学省からも指導されるようになりました。

こうした過去の経験を踏まえて現在の状況を見ると、２０２０年以降の新型コロナウイルスのパンデミック、さらに最近はウクライナ侵攻があり、また、歴史的な円安、物価の高騰なども手伝って病院経営は激震の最中にあります。同時にさまざまな困難が重なるという、いままで誰も経験したことのない厳しい状況のなかにありますが、病院は地域住民から期待される社会的役割を果たすため存続する責務があります。これを果たすための前提条件の一つが健全な経営であることは論を俟たないでしょう。経営が厳しくとも、立て直して継続させていかなければならないわけです。

私自身も病院経営に直接関わる立場ですが、従来であれば病院は活動を広げて利益を増やすという手法で改善を図っていましたが、原油の高騰や物価高などで医療のアクティビティを上げれば上げるほどコストが増大してしまい、収入は増えても利益が縮小してしまい、これまでの経営手法が通用しない状況にあります。

このような状況のなかで、病院内で最大の部門である看護部が経営におよぼす影響は非常に大きいものです。少々前置きが長くなってしまいましたが、看護部、そ

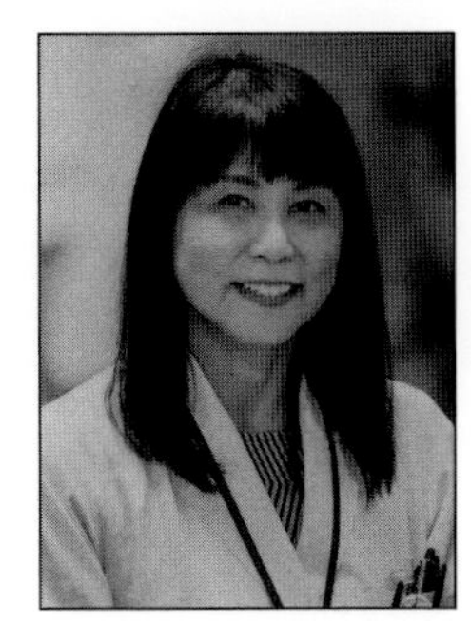

宇都 由美子
（うと・ゆみこ）
鹿児島大学病院 医療情報部 特任教授・部長
1979年熊本大学教育学部特別教科看護教員養成課程卒業、鹿児島大学医学部附属病院看護部入職。89年同院医療情報部助手、2000年鹿児島大学大学院医学研究科博士（医学）、2006年鹿児島大学大学院医歯学総合研究科医療システム情報学准教授、2020年より現職。2006年鹿児島大学発ベンチャーかごしま医療ＩＴセンター代表取締役社長、同年NPOかごしま保健医療福祉を考える会理事長。

して看護管理者はなにをするべきなのか、この場でみなさんと考えていきたいと思います。

大松：看護部長に就任して5年目になりますが、最初から責務を果たす自信や何をすべきがわかっていたわけではありませんでした。これは他の看護管理者の皆さんも同じかもしれません。求められる役割を果たすために書籍や研修から学び、前任者や他者からのアドバイスや観察を行い、そして自ら直接的な経験から学びを深めています。看護師としての成長において、語り（ナラティブ）からの学びや経験学習が重要視されているように、看護管理者も同様に感じています。「顧客はだれか」を見失わずに看護管理を実践したいと思っています。とはいえ看護管理には、時代とともに「患者視点」から「患者・スタッフ視点」、さらに「患者・スタッフ・経営的視点」が求められるようになってきたと思います。特に看護管理者が経営的視点で管理が出来ているかというと、DPC期間、病床稼働率や収益の把握など個人差があり、課題は大きいと思います。自分を含めて看護管理者が自施設の数字を正しく把握しているか、数字を与えられても、その意味を読み解いているかは疑問がありますね。

宇都：数字は読み解く力がないと活用できませんから、そこは大切ですね。当院では病床稼働率を92%以上で高く維持するようにと言われています。病院再開発中ですので、92%以上ないと借入金が償還できないという理由から出された数字です。ところが新型コロナウイルスの第7波もあって、稼働率が89%台まで落ちてしまいました。

大松：当院も同じような状況で、病床稼働率を昨年90%、今年は93%の目標を掲げていますが、コロナの影響でかなり落ちました。

宇都：どこも同じなのですね。病院長から稼働率を上げるようにと指示をされたものの、この状況では困難です。担当者は困って、昨年同月と比べて重症度の高い患者さんが多いため、稼働率を上げるのは難しいということを病院長に説明するための資料を作ろうと考えてしまいがちです。

稼働率を上げるようにとの指示に対して、上げられませんという資料をもっていっても、病院長は納得してくれるはずがありません。稼働率を上げるためにどうすべきかを考え、発想の転換を図るべきです。

看護管理者からは、がんばっているんだから、そのプロセスを評価してほしいとの声を聞くこともありますが、こと経営においては結果として出る数値が絶対ですから、プロセスはあまり意味がありません。「稼働率はどんどん下がっていますが、がんばっています」と言われても困ってしまいます。

ありがちなケースだと思いますが、部下がこのようにできない理由を前面に出して報告してきた場合、トップマネージャーである大松さんや熊谷さんは、どのように指導したり、教育してきたのですか。

数字を意識するように導くには

大松：う～ん、まずは看護師長も悩んでいると思うので、話を聞くようにしています。しかし、部署部署に事情はあるけれども、病床稼働率というより、患者を受け入れないといけない状況があり、当院は現在急性期診療棟を建設中でもあり、どのように経営をプラスにしていくかは喫緊の課題と考えています。

当院では、5年前より、病床管理担当看護師長という担当者を配置して、「目標稼働を目指し、安全で効率的な病床管理を行う」ことを目標に掲げ、毎日11時に看護師長全員が集まり、各病棟の入退院患者数や病床空き状況や病床稼働率を報告しています。緊急入院の翌日の予定入院や患者が入らない場合は全部署を3つのユニットにわけて、まずはユニット内で話し合い、状況によってユニットを超えて、担当者が調整しながら、他の病棟の患者さんを空床利用しています。数字で可視化されていることと、毎日話し合っているので、他の科の患者さんを受け入れることが「当たり前」になってきていると思います。これは大学病院ならではなのかもしれませんが、医師も看護師も自分の診療科または病棟の患者という意識が強く、ようやく払拭しつつあると思います。また、病院長から毎月1日と15日に「News Letter」として、数字を出して現在の経営状況を示したり、「大学病院の使命としてがん患者への先進的な手術や妊婦さんは受けていこう」と発信したり、また病床管理の権限を看護師長としたり、いろいろな面でリーダーシップを発揮してくれています。

なので私は、病院長のリーダーシップを利用させてもらうというか（笑）、乗っかる形で、看護師長へ説明します。病床稼働率で言えば、今年の目標は93%、土日は落ちてしまうので、そうなるとウィークデーは１００%を超えないと厳しいですよね。以前に金曜日の退院が多いことがわかって、なるべく土曜退院を目標とし、その際退院のベッド作成や環境整備をする目的で看護補助者を新たに雇用した例もありました。その後も病院長も診療科長とのミーティングを行い、日曜日入院は可能か

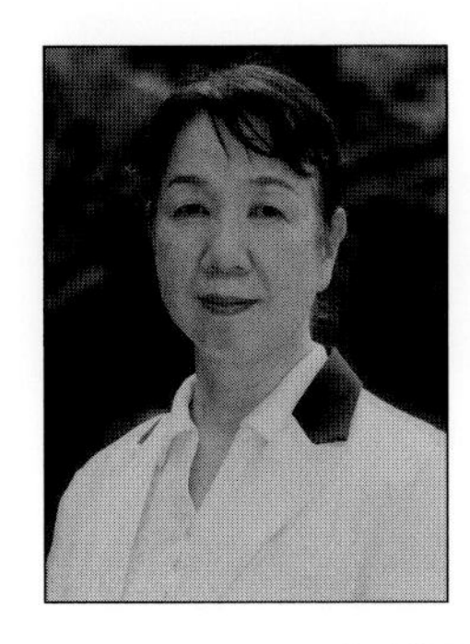

大松 真弓
（おおまつ・まゆみ）
産業医科大学病院　副院長／看護部長
1985 年、山口大学医療短期大学部看護学科を卒業。2001 年、佛教大学通信教育課程社会福祉学部社会福祉学科卒業、2004 年愛媛大学大学院医学系研究科看護学専攻卒業。
1985 年、産業医科大学病院に就職。2006 年同病医院看護師長を経て、2011 年産業医科大学病院看護副部長。2017 年産業医科大学若松病院看護副部長、2018 年産業医科大学病院看護部長を経て、2020 年より現職。認定看護管理者。

など具体的に行い、各診療科の病床稼働が上がるように取り組んでいます。7月中旬に一旦 93% になったのですが、その後コロナ第 7 波で下がってしまいましたが、達成できるかもしれないという希望というか、“できる”という意識ができ、一度成功体験があるとモチベーションが上がりますよね。

宇都：なるほど。院長のリーダーシップに乗っかるのはいいかもしれないですね。かつ、経験からできるという意識を植え付ける。熊谷先生はいかがですか？

熊谷：私が看護部長の立場で経営に関わるようになったのは２００３年からで、新しい病院を建設するというタイミングだったので、いやも応もなくお金のことに関わらざるを得ませんでした。巨額の借金からスタートしましたが、できたばかりの病院が地域から認められて、すぐに黒字になるかと言えばそれは無理な話なので、赤字続きをどうするかというところがスタートでした。振り返ると、看護部長である私だけでなく、看護部のスタッフ全員にとって得がたい経験だったと思います。否応なく数字を突きつけられるわけですから（笑）、よい勉強の機会になりました。

やはり看護部としてまず注目すべき数字は、病床稼働率と回転率。一番は回転率ですね。急性期病院でしたから手術件数も命綱です。特に管理者を集めて勉強会などをしたことはなかったのですが、みんなの力でがんばって赤字を脱出しようという意識があったので、自然と数字を意識するようになって学んでいったのでしょう。

みなでがんばっていくと、結果が数字として表れるので、すごくやりがいも感じられるんですよね。でも、病床数には限りがあるので、そのうちにプラトー（停滞）に達してしまいます。しばらくは、そんな状態で続いていましたが、病院の質を高めるために職員を増やしたい、また、難易度の高い手術にチャレンジしていきたい。そのために物品や設備、人件費など投資をしなければなりませんし、勉強のためにスタッフを外部研修にも出す必要がありますから、そうした経費も必要となる。そうすると、これまでの病床の稼働方法ではそれだけの利益を出せない、すなわち壁にぶつかってしまったわけです。当時、平均の病床稼働率が 95%でしたが、もっと上げなければならないという現実に直面しました。さきほど、大松部長がおっしゃったように、当院も土日が少ない状況でした。そこで、日曜日の午後に入院してもらい、次の日に手術し、ベッドをどう使うかの工夫をしました。そうすると、これまでのやり方を変えたくない抵抗勢力がたくさん出てくるわけです（笑）。

「うちは○○科なので」「土日は人が少ないので」「急変が出そうなので」などなど、いろいろな理由をつけてベッドが空いたままになって、そのうちに院長がそれをみて、「なんで空いているんだ」となるわけです。その後、看護師長たちと話し合いをしましたが、最終的には、これまで看護部の副部長が病床管理を担当していたのを、看護部とベッドコントロールを切り離した方がいいと考え、院長も同じ考えでしたので、看護部以外の客観的に状況を判断できる部署に管理をお願いしました。

もう一つ、手術部門を元気にしなくてはならなかったのですが、手術室の看護師は二交代で、夜はそんなに手術があるわけではないので２名の二交代で十分に回るわけです。そうすると、病棟看護師と給与に差が生じてしまうわけです。しかし、日勤では非常に集中して仕事をしているんです。たとえ10数時間のインターバルがあっても、負担は大きいものです。これを解消するために、手術室用のラダーを作って、そのなかで教育研修をして、能力、仕事に応じて給与に反映するようにしました。すると、みな、以前よりもがんばってくれるようになりましたね。

そのほか、病棟看護師を見ていて、タスクシフトをできるのではないかと思いました。病床利用率を上げるとなると、毎日の入退院の数がすごいんですね。40床ぐらいの病棟だと半分ぐらいが入れ替わるところもありました。看護師たちは、「なんのために仕事をしているのか、アナムネ取りが仕事なのか」とやりがいを失いそうになってしまっていました。そこで、入院患者さんが外来にきて退院するまでのフローを洗い出してみると、この部分はもっと外来に移行できそう、これは他職種に移行できそう、診療報酬を確認してみるとお金もついている、では、ということで業務の切り分けも行いました。今でこそいろいろな病院で行っている入院前支援の走りですね。今では当時よりもかなり発展して、病棟看護師からのタスクシフトを行っています。

もう一つ、当院はDPC対象病院なので、看護師だけではできることに限界があり、医師を巻き込む必要がありました。医師は、ベッドコントロールのシビアさの実感があまりありませんから、患者さんからお願いされると、「じゃあ退院を２日伸ばしましょうか」などと気軽に要望に応えてしまうと。そうすると予定が全部くずれて、入院基本料が安くなったり、次の患者さんの手術ができなくなってしまったり。これではだめだと、医事課に協力してもらい、DPCのデータを貼りだしてもらうようにしました。診療科ごとに、Ⅰの患者さんが何名だった、Ⅲを超えた人が何名だったという具合です。そうやって、みなで当院が医療を提供していけばいいのか、金勘定だけでなく、病院のなかの動きを可視化するようにしました。

現在は、２０２２年の診療報酬改定で急性期充実体制加算ができましたので、この施設基準・算定要件をクリアするのが一つの目標となっています。

当院が、こうした経験から得た最も価値あることは、赤字を経て全員が経営に目

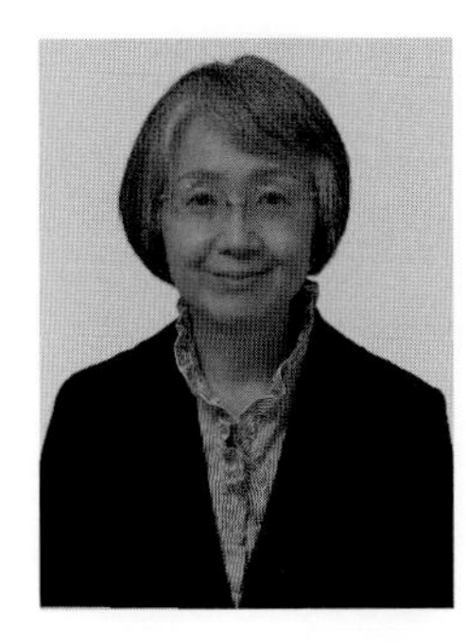

熊谷 雅美
（くまがい・まさみ）
済生会横浜市東部病院　特任院長補佐
認定看護管理者。キャリアコンサルタント。済生会神奈川県病院看護部長、済生会横浜市東部病院副院長兼看護部長を経て2017年6月〜2021年6月日本看護協会常任理事。2021年6月より現職。2003年横浜国立大学大学院教育学研究科学校教育臨床修了（教育学修士）。2013年東京医療保健大学大学院。医療保健学研究科修了（看護マネジメント学修士）。

を向けたことだと思います。宇都先生が、冒頭で医療に社会情勢の影響が出てくるとおっしゃっていたのは、まさしくその通りで物品や機器、電気料金、水道代、これからどうなるのか恐ろしい気持ちになります。一方で、大赤字を乗り切った病院なので、みなで力を合わせてなんとかのりきれるだろうという気持ちもあります。

宇都：ありがとうございます。高度な手術の件数を増やすということと病床回転率への注目、両方とも重要ですね。

村岡先生は医療情報管理部門でデータを専門的に扱ってこられましたが、データを提供する側として、こんなデータを出して欲しいと言われて憤慨したことや、あるいは嬉しかったことなどはありますか？

村岡：正直なところを申しますと、憤慨したことや嬉しかったことはあまりないです。データ抽出の依頼は、たくさんありますが、使用目的が曖昧なことも多く、とりあえず「データが欲しい」と感じる依頼もありますので、まずはデータの利活用についての教育体制を整える必要があると感じています。現在は、看護師長会議などで、病院の全体収支表を見せながら、収入と支出、一日あたりのベッド単価とDPC Ⅱ超期間患者の入院率などの関係性を一つずつ説明している所です。

看護部の収益を上げるには

村岡：当院は、数年かけてクリティカルパスを大きく見直しましたので、在院日数をコントロールしつつ、医師の方々には新規入院患者さんの受入れをお願いしているところです。この取り組みの結果、手術件数の増加や一日あたりのベッド単価の上昇につながりました。ただし、当院は二次救急指定病院であり、救急車の応需率（受け入れ要請を何台受け入れできたかの割合）には、まだ課題が残っています。

看護部が病院経営に貢献する方法として、人員配置の工夫もあると思います。特に、病院の収益につながる重要な部署、当院ですと、救急センターには、経営的視点を持っている看護管理者の配置が望ましいと思います。例えば、救急車を受け入れて、患者が入院になった場合にどのくらいの収入になるのか、救急センターを運営するための人件費や材料費などは収入に見合っているのかを考えながら、部署を運営できるといいですよね。

宇都：病院がどのように収入を得ているのか知っておいてほしいところですよね。当院では、入院単価を上げて稼働率を維持・向上させるといったことはできているのですが、実は、医学管理料や指導料の算定漏れがけっこうな数ありまして、国立大学病院でデータを出し合って作っているデータベースで見ると、42国立大学病院中で、医師1名当たりの医学管理料、指導料を算定している件数が31位だったんです。相当な算定漏れがあるわけです。

医療材料や薬剤は輸入品が多いですから、現在の原油高による生産や物流などのさまざまなコスト上昇のうえに歴史的な円安が重なっているから、もはや災いと言いたくなるレベルです。そんな状況下で元手をかけずに収入を得られる管理料、指導料は重要です。それが算定できていない。一方で、当院では現在、「電気代を稼ごうプロジェクト」というのを進めています。

熊谷：世知辛いプロジェクト名ですね（笑）。

宇都：今年度の病院の電気代——いわゆるエネルギー経費が、昨年度と比べて7,000万円上がると言われているんです。さらに、すでに電力会社からは、来年後はこの額でなければ契約できないという金額を提示してきて、この数字にしたがえば来年度は1億2,000万円上がります。ここで先ほどの算定漏れに戻るわけですが、落ち穂拾いのように管理料、指導料を漏れなくしっかりと算定していけば、おおよそ電気代ぐらいにはなるのでは、ということで「電気代を稼ごうプロジェクト」と命名したわけです（笑）。

同時に、これまでは「場所がない」「看護師が少ない」などの理由で取り組んでこなかった、看護外来を始めるチャンスではないかと考えています。当院では、看護師の数が十分ではないので看護外来でも本当に限られた範囲でしか行えていませんが、もっと各病院で看護外来に取り組んで、薬剤などの医療材料を使わずにこれだけのメリットが得られるというデータを出して、看護外来にもっと診療報酬をつけるような努力をすべきではないかと思います。ましてや今は、多くの病院で特定行為研修を終了した看護師や認定看護師が組織横断的によい仕事をしてくれていますから、そうした部分にもっと報酬上の評価がつくように各病院で声を出していくことが必要なのではないかと思っています。当院の看護部にも、こういう教育を受けた看護師がこのぐらいの人数いれば、こんな看護外来ができるという提案をしてほしいとお願いしているところです。

みなさん、看護外来の可能性はどうお考えでしょうか？

大松：まさしく、当院が「場所がない」「看護師が少ない」などの理由で取り組んでこなかったと言えます。しかし、外来看護を開設していなくても、外来診療の合間に認定看護師や外来看護師が教育指導を行い、看護の質を担保し、指導料として診

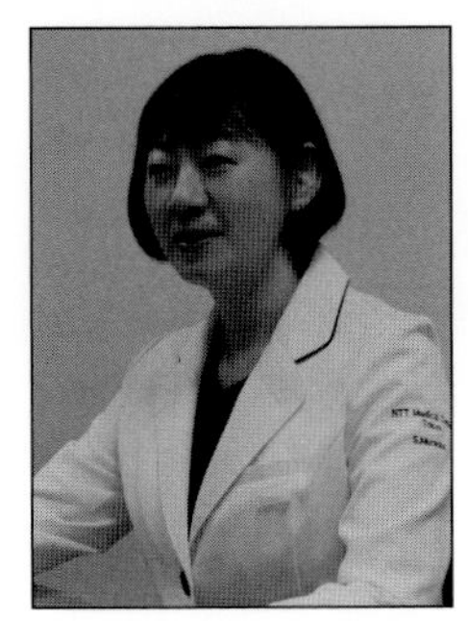

村岡 修子
（むらおか・しゅうこ）
NTT 東日本関東病院　副看護部長
1994 年 NTT 東日本関東病院入職。2004 年明治大学文学部史学地理学科卒業。2006 年医療情報技師取得。2007 年〜2009 年米国留学。2009 年〜2014 年一般社団法人医療情報システム開発センター嘱託職員（病院と兼務）。2016 年国立看護大学校政策的機能看護学研究課程部（前期）修了。2017 年 HCU 看護師長へ着任、消化器内科病棟、医療情報管理部門を経て、2022 年 4 月より現職。認定看護管理者。

療報酬を頂いている加算もありますが、もっと看護で収益を上げるよう努力が必要ということですね。

熊谷：褥瘡やストーマなどの皮膚排泄ケア、糖尿病のフットケア、腎不全の予備軍の方を対象にした外来など、当院は認定看護師もいますから、積極的に取り組んでいるほうだと思います。ただ、外来の機能がかかりつけ機能と専門的な治療をする外来に二分されていくなかで、おそらくこの場にいるみなさんの病院は専門的な治療をする外来に進んでいくのだと思います。これからは、むしろ病院のそうしたスペシャリストの看護師が開業医で看護外来を行うようなイメージをもっていて。そのほうが、再発防止や重症化予防ができるのではないかと思っています。この場にいるみなさんの病院のような高度急性期では、もっと専門に特化した外来になると、うまく切り分けができるのではないかと考えています。

宇都：なるほど。たしかに開業医などで行う看護師のケアに対する診療報酬の点数をもっと上げるべきという議論はなされていますね。専門的な教育を受けた看護師が我が国の医療にこんな貢献をしている、そんなデータが看護現場から提示されて診療報酬に反映される。そんなダイナミックな流れができてもいいのではとは、個人的にもかねてから思っているところです。

熊谷：私もそうなってほしいと思いますが、日本の医療のあり方にもかかわるようなお話ですよね。私は、厚生労働省の「新たな医療の在り方を踏まえた医師・看護師等の働き方改革ビジョン検討会」に委員として参加していましたが、なによりもネックになっていたのが、日本の医療はすべての出発点が医師ということでした。医師の指示がなければなにもできない。いくら看護師がすばらしい結果を出しても、医師の指示で行ったこととなってしまうんですよね。ここを変えなければならないと思っていて、その突破口が特定行為研修だと考えています。特定行為看護師が早く NP（ナースプラクティショナー）という資格になってほしいと願っています。ここが変わると、看護の裁量で行えることが増え、評価も伴ってくると思います。

宇都：専門看護師、認定看護師ときて、特定行為研修という制度ができているのだから、NP の資格化も不可能ではないですよね。これだけ超高齢社会になると、病気を治すということよりも、その人らしい生活をしていただくという視点が重要になるので、むしろ社会が病気を治療する、薬を処方する医師よりも、暮らしを重視し生活者として捉える専門性の高い看護師の方を求めるのではないかと期待しているところです。

どこから経営改善に取り組むか

宇都：さて、本題の病院経営に話を戻しますと、先が見通せないということはみなさん感じているわけで、五里霧中のなか、どう対処していくかということが課題としてあるわけです。ここまで、話のなかでもタスクシフトやリーダーシップというキーワードや、要所となる部署に経営的な感覚を備えた師長を配置するといった具体例も対処法もありましたが、どのあたりから手を付けていけばいいのでしょうか。
村岡：そうですね。当院ですと、まず、経営的視点を持っている看護管理者を要所に配置することが優先されると思います。次に、経営、病棟の収益にかかわるデータや数値の見方を学んでもらう――個人的には勉強という固いイメージではなく、まず数字を扱う楽しさを学んでもらいたいと思っています。もちろん、タスクシフトも重要と考えていまして、当院ではようやく最近、夜間100対1急性期看護補助体制加算を算定し、看護補助者へ看護師の業務をシフトすることも進めているところです。
宇都：失礼は重々承知の上で申し上げるのですが、いくら教えても、経営的な感覚が身につかない管理者の方がいますよね。率直に言えば、経営的に重要な部署には配置できない方たちですが、こうした方々にはどう活躍してもらいますか？
村岡：向き不向きがあるのも事実なので、経営的な感覚が身についていない管理者は、収入的に重要な部署には配置しないほうがいいとは思います。ですが、実は、数字の意味を知らないだけで、説明し理解できれば、経営的感覚が養われる方もいます。「看護の価値は数字では表せない」というタイプの方がいますが、こうした方々も決して数字を嫌っているのではなく、数字の意味と看護実践の評価の関係性がつながっていないのだと思います。
宇都：私は、認定看護管理者のファーストレベル、セカンドレベルの講師をしていて、師長さん、師長予備軍のレポートを拝見すると、自施設の紹介や仕事の大変さがずらずらと書かれ、残り三分の一ぐらいになったところで、ようやく課題について述べられているというものが少なくありません。今の村岡先生の話と考え合わせると、概念化ができていないと言ってもいいのかもしれないですね。レポートを読むと、この方たちが現場に戻って、ヒトやモノ、カネの管理がちゃんとできるのだろうか、部下の人たちは大変だろうなぁと（笑）。村岡先生のお話を聞くと、やはり看護部で数字を扱う楽しさを知ってもらえるような研修を行う必要がありますね。

大松：宇都先生がおっしゃった「看護部で数字を扱う楽しさを知ってもらえるような研修」とは、看護師にもわかる経営学的な感じでしょうか。たしかに看護管理者教育課程では「経営」を学ぶのですが、それが自施設の数字とどうつながっているのか、解釈が必要ですね。宇都先生や村岡先生のような人材がいる病院がうらやましいですが、当院でもデータを２次活用できるような教育が必要だなと感じました。

また、看護管理者研修にコンピテンシーモデルを活用して人材育成や人材活用を行っていますが、行動特性として「思考力」が得意な人もいれば、「影響力」が得意な人もいます。コンピテンシー評価を行う際にそれぞれに特徴があるので、看護副部長が看護師長を評価するシステムがあります。また看護部長、看護副部長、看護師長、看護主任による４者で期首、中間、期末面接を行っています。その場では当該部署の年間目標をどのように取り組んで切るかを計画・実施・評価の聞き取りをしています。その際、看護師長と看護主任の関係性に注目して、組み合わせを考えたり、部署によっては複数看護主任配置にしたりと考えます。相性を考えることで、看護師長が１人で考え込まずに、複数でディスカッションして自部署の課題を解決したりと、業務改善に取り組むことができます。スペシャルな人材がいなくても、こうすることでお互いに足りないところをカバーしながら責務を果たしてくれるのではと考えています。

とはいえ、たしかに数字に弱い管理者も少なくないので、たしかにその人の特徴によって向き不向きがあるので、数字が大事な部署には特性を見極めて人を配置しなくてはと、あらためて思いました。

宇都：看護師はまじめなので、自己評価が低くなって、データなんて分析できないと思っているところはあるかもしれないですね。

大松：それはそのとおりですね。コンピテンシーで言う「分析的思考」「概念化」を発揮できる看護管理者になれるような教育が必要だと思います。

コロナ禍で露わになった課題

宇都：少し話が変わりますが、教育という言葉で思ったのが、このコロナ禍によって自院の管理体制や人員育成の脆弱な部分が露呈してきているように感じます。COVID-19 第７波の特徴として、お子さんから感染して濃厚接触者となり、就業停止になるというケースが増えました。日勤帯であればまだしも、中堅のママさん看護師が夜勤のリーダーの予定であったのに就業停止となり、代わりに３年目の看護師が夜勤のリーダーを務めなければならないとなった時に、パニックに陥る看護師もいるようです。

当院ではパートナーシップ・ナーシングシステムを導入して 10 年になりますが、夜勤のリーダーが務められない３年目の看護師が少なくないと聞いています。おそらく、福井大学医学部附属病院さんの本来の方法から、いろいろな病院でモディファイされて本来的な形ではなくなっていたのではないかとも考えています。平時では、問題にならなかったのでしょうが、コロナ禍という有事になって、潜在化していた課題がいろいろと浮き彫りになってきたように感じます。

熊谷先生は、へこたれない看護師の育成に取り組まれてこられましたが、現在の育成では手厚くやさしく育てるという風潮が主流のなか、難局にも立ち向かえる看護師を育成するのはどうすればいいのでしょうか？

熊谷：高度急性期病院でしたから忙しいのが常態化していましたが、スタッフと急性期看護における目標を共有して、あなたはこんな看護ができているということを返すことを心がけていました。平均在院日数は７、８日なので、患者さんには１回会うか会わないかぐらいなんですね。そうすると、私は看護師としてなにをやっているんだろうと気持ちがぐらついてしまったりします。あるとき、拡張型心筋症で女性の患者さんが救急搬送されてきて、まだ３歳のお子さんがいるのに、いつ亡くなってもおかしくない状態だったんですね。それが奇跡的に回復し、退院時には旦那さんと一緒にわざわざ私にお礼を言いに来てくださって、「この病院が私たち家族の未来をつくってくれました」とおっしゃってくれたんですね。そうか、私たちが行っているのはこんなことなんだとハッとさせられて――ちなみに、この経験から当院の看護師募集のコンセプトを「患者さんの未来を創る急性期看護」としています――とにかく、自分たちが行っていることをスタッフに積極的に伝えていこうと考え、教育師長にも病棟師長にも意識してくれるようになりました。まず、「私がやっていることはこんなことなんだ」と自分自身で理解することが、へこたれない心を作ると思います。もう一つは、大松先生もおっしゃっていた経験学習です。自分の行動のなにが看護になりえたかを経験から振り返りながら成長していかないと、やはり大変なことが起きてしまうと乗り切れない。経験学習は強く意識していたところです。

ただし、看護師のありようも時代や社会背景によって変化しますから、そこは柔軟に変えていく必要があると思います。現在、働き方改革のチーフを務めていますが、そこで最も大切にしていることは、ロバート・カラセックの述べている「自分の意見が職場のなかで反映される」ことです。仕事のコントロール感は大事です。その大切なコントロール感を持てる組織文化として、エドモンドソンが言う心理的安全性の高い組織を作りたいと考えています。

宇都：心理的安全性の高い組織ですか。

熊谷：言い換えれば、自分がその組織のなかで必要とされていると思える場でしょうか。必要とされているから自分の意見をきちんと言える。わからないことはわからないと言える文化。それはとても大事だと思います。看護部でこうした考えを共有したときに、そうした職場になったかはどう判断すればいいのかと看護師長に聞かれて、一番簡単なのは、スタッフが師長に向かって「これがわかりません」と言えることだよねと伝えました。組織は、いろいろな人の集合体なのだから、みなが同じ色に染まるなんてありえない、いろいろな人がいていい組織を作っていこうということを伝えています。

エドモンドソンの著書では医療安全が損なわれる組織として、医師が強圧的に看護師に接するあるNICUを例に挙げ、心理的安全性がないため違うと医師に言えなかったため患者の安全を脅かしてしまったケースを示しています。

宇都：医療界のあるあるですね。

熊谷：そうした体質を脱して、師長に対しても「それは違います」と言えるような組織になってほしいと思います。これからの看護師に求められる能力ではないかと思います。

村岡：新卒の採用面接の際に、「あなたはどのように私を育ててくれますか」と質問されたことがあります。その質問に対して、一つは成功体験を積み重ねていくこと。よかったと思うことを、日々自分で振り返ることを繰り返すこと。もう一つは、失敗しそうだなと思っても、止めずに失敗してもらうこと。失敗を振り返り内省することやたとえ失敗しても先輩たちがフォローしてくれることを体感してもらうことと答えました。

後者は、心理的安全性につながることだと思います。そうは言っても、実際は先輩のフォローは新人の期待値に達することが難しいと思います。先輩は自分の仕事で手一杯で、新人への説明も十分には行えないこともしばしばありますし、院外でのコミュニケーションの機会も減ってしまい、お互いを知るにも時間もほとんどありません。何か工夫が必要だなと思っています。

宇都：そうなんですよね。フォローをしなくてはいけないんですが、フォロー役を任される中堅看護師の負担が大きいというか、大きくなり過ぎているのではないでしょうか。新人看護師への指導、実施後の確認、修正等々、責任ばかり持たされて、バカバカしくてやってられない、もう辞めたいと中堅看護師は疲れ切っていきます。新人看護師の教育も大事ですが、中堅看護師は病院のかけがえのない「人財」として、しっかりフォローしていく必要があると思います。

話をさきほどのタスクシフトに戻しますと、鹿児島県はこれまで看護師の供給地だったのですが、九州新幹線ができて福岡まで1時間半もあれば行けてしまう。やはり都会は魅力的ですから、最近は看護師の獲得に非常に苦労をしています。人手不足をどうするといった話になったとき、タスクシフトとして手術部にME（臨床工学技士）に入ってもらうことを検討しています。みなさんの病院でも同様の動きはありますか？

村岡：すでに８０数名のMEを採用し、手術室に30名程度勤務されている病院がありまして、病院見学に行きました。おそらく当院でも、そのうちにMEを募集し、手術室に配置されるのではと思います。

宇都：やはりそういう動きが進んでいるんですね。

大松：村岡先生や熊谷先生の話を聴いて、私も手術室の人材管理は重要だと思いました。手術室には希望する新人看護師も多いのですが、反対に希望が少ないと配置しにくい部署でもあり、また新人看護師が数年経って一般病棟にローテーションすると、手術室看護と一般病棟での看護に適応できずに辞めてしまうことがあります。また逆パターンもあって、外科病棟を経験した看護師に「手術も経験してもらいたい」と配置すると、手術中は医師も真剣勝負でピリピリしていますから、医師にきつい口調で叱られると自尊感情が毀損されるのか、「病棟に戻してほしい」と配属願いを出されたりします。手術室の人材配置は、急性期診療棟開設で手術室拡大もあり、手術室看護師を早急に育成する必要もあって、頭の痛い問題です。以前仲の良い看護管理者と「直接介助は機械屋（手術専門の人）が行ってもよいのだろう」

と議論したこともありましたが、村岡先生の話を聞くとタスクシフトで実際に ME が直接介助を行っていると…。そうすると手術室看護は術前訪問や術後訪問、術中も麻酔がかかる直前までなど、どの部分の看護を提供するのか考えてもよいかもしれませんね。一方で、手術室で手術室看護を行ってきた誇りもありますから、手術室で看護師が看護を行う意味を丁寧に考える必要がありますね。
宇都：タスクシフトに関係しますし、人件費を考慮すると経営の問題でもありますし、真剣に考えなくてはならない時代になっていますね。

看護師長は何をどこまで知っておくべきか

宇都：さて、先ほども話題となった看護師長の経営感覚について少し話を深めたいのですが、最低限、このぐらいの知識はもっていてほしいというレベルはありますか？ちなみに当院は DPC 病院なので、DPC を効果的に活用しないと一床当たりの生産性が上げられないので、DPC を理解できていることが最低限必要となります。DPC を理解していて、DPC Ⅱの期間で退院していただくために MSW や後方連携病院などとのつなぎを臨機応変に行える、最低限ここまでは望みたいですね。
熊谷：自院の収入源がなにかを知るということですよね。
村岡：鹿児島大学病院さんは、DPC に関する指導が行き届いているのではと思います。正直なところ、当院では経営会議で出される病院の月単位と年間単位の医業収支を読み解けない人もいます。また、数字も億単位、100 万単位となっていますので、経営に関する数値が身近に感じないのだと思います。なんとか数字に興味をもってもらえるようにと経営に関する数字や経営参画への重要性を説明する努力はしているんですが、「最近、あの人お金のことばかり言うようになって」と言われたりしてショックを受けることもあります。
熊谷：数字に興味がないわけではないんですけどね。バランスシートを読める読めないは、慣れという部分も大きいかと思います。ただ、宇都先生がおっしゃっていたようにDPC病院であればDPCがわからないのはダメです。DPC Ⅱの期間を超えたら、収入もそうですが、次の患者さんが入れなくなり手術ができなくなることもあります。病棟の管理者としては、やはりいかに DPC Ⅱの期間でよくしていくかがものすごく大事なので、ここは最低限仕組みを理解してほしいところです。
　私自身のことを言うと、最初に数字に興味をもったのは、2003 年に当院の外科部長が「どこにも負けないぐらいがんばって手術して件数もこんなに多いのに、収入がこれしかないんだよ」と言われたことがきっかけです。「えっ」と思って、初めて済生会グループの白本と言われる、各病院の経営収支が掲載されている本があるのですが、それをみると当院より手術件数が少ないのに、倍ぐらいの収入がある病院もあるわけです。なにが違うんだと詳細をみたらKコードの種類がまったく違う。1件当たりの単価が高い手術ばかり行っていて、対して当院はアッペや鼠径ヘルニアという感じだったんです。もちろん医師の使命としてどんな手術でも行わなければなりませんが、経営を考えて、難易度の高い手術も実施する必要があるんだということに気がつきました。量だけではダメなんだと。それが数字を勉強しようとおもったきっかけですね。

大松：私も、看護師長は読み解きに困難を感じているだけで、数字に興味がないわけではないと思います。各診療で1床あたりの単価が異なるわけで、さらに医薬品や診療材料の支出もあって、純利益がどれだけなのか、そのあたりの知識をどの程度まで理解して看護管理に活かしていく必要があるのか？また、当院もDPC病院なので、なかには重症化したり、合併症併存したり、入院期間が延びてしまう患者さんもいるわけです。しかし、そういう患者を看るのも病院の使命ですから、それでDPCⅢになったりしても仕方がないと思うのです。でも、大半の患者さんはDPCⅡ以内で退院されていると思うのですがDPCⅢとなっている患者の把握とその理由を確認することが必要だと思います。

宇都：大松先生のおっしゃるように、要は説明ができればいいんですよね。

大松：そうなんです。家族の都合で退院できないのか、合併症で退院できないのか。第3者にもわかる仕組みが必要かもしれません。

村岡：もしかすると、このぐらいは知っていて当然という思い込みがこちらにあるのかもしれませんね。忘れがちですが、自分が初めてバランスシートなどを見たときは、意味がわからなかったと思うんですよね。看護部長や副看護部長になると、経営会議に出たり、財務諸表を見せられて各部門の説明などを聞くわけじゃないですか。わからないと困るので、会議のなかで理解していく。でも、看護師長は経営会議に出るわけではないので、そうした情報に触れる機会があまりありません。おそらく看護部長や副看護部長と同じだけの情報量に触れれば、理解できるようになると思います。また、やはり病棟での感覚とは距離感のある数字でしょうから、そのあたりのギャップを解消できるよう、看護長会議などに学べる機会を作ると変わってくるのではないかと思います。

経営や数字の知識をどう身につけるか

宇都：昔の自分のことは忘れがちですからね。では、最後に数字に興味はあるけれど、なかなか学ぶよい機会がないという看護管理者に、経営や数字の知識を身につけるアドバイスをいただきたいと思います。

言い出しっぺの私から申し上げますと、当院の医療情報部の診療情報管理士は入院初日に全員の患者さんのDPCコーディングを行っています。医師が入院決定画面に病名と治療内容さえ登録しておけば、非常に高い精度でコーディングしてくれます。この診療情報管理士は病棟診療科に紐付けられていて、医局や病棟で月1回ペースで勉強会を開催しています。勉強会でなくても、師長や医長が困っていれば、呼んで意見をもらうこともできる。で、この場が問題の解決だけでなく、知識の伝達の場にもなっているんですね。何が言いたいかというと、やはり、専門的な知識を持っている人に、わからないことがあればすぐに支援してもらえるという環境が大切です。部長として、診療情報管理士に「顔の見える診療情報管理士になるように」と言い続けてきましたが、DPCを介して病棟医長や師長に顔と名前を覚えてもらえるようになりました。

熊谷：私もまったく同じ意見です。やはり専門の人に入ってもらい、学ぶのが一番です。当院は会議が多いのですが、事務部長の話を聞く機会が何度もあるため、いわゆる管理会議と同じことを聞くチャンスがあります。また、最近は医事課の方たちの能力が飛躍的に向上してきて、相談に行けば必ず答えてくれる。そのほか、外部の医療コンサルタントの方を非常勤として入れていて、この方は新しい情報を持ってきてくれます。専門家に聞けるような関係性を作っておくことも大事です。

大松：当院には宇都先生のような人材や熊谷先生のところのような仕組みはなく、もしかしたら私が把握していないのかもしれませんが、毎日の病床稼働率が医事課から送られてきます。そして運営会議で提出した数字を看護師長会議で私から提示する程度です。みなさんの話を聞いて、看護師長が学ぶ機会を作る必要があるかなと思いました。

村岡：私が最初に興味をもったのは、思い返すと、宇都先生と初めてお会いしたころですね。洗脳されたような気がします（笑）。宇都先生が数字やデータを活用することで看護師の地位を向上することができるというお話をされていた姿が、今も脳裏に刻まれています。学んだことは、今の職位になっても非常に役立ってます。だからこそ、今度は当院の看護師長に同じように教えることができればと思っています。

当院は「看護管理指標」と称して、月単位、病棟単位で比較できる一覧表を作成し、看護師長会議に提示しています。看護の質を数値で示した場合は、このような項目で評価できる。というところから、興味を持ってもらい、部署の評価に利用してもらえるよう導いています。

看護部の貢献度を具体的に伝える

宇都：私は洗脳したつもりはありませんが（笑）、そこまで覚えていただいているのは光栄です。熊谷先生、大松先生の前でいうのもおこがましいのですが、私は年に１回、師長さんたちに経営の研修会を行っています。そこで、当院は昨年２６０億円の医業収入があり、そのうちの半分はあなたたちが稼いだお金ですと伝えたのです。あなたたち師長がスタッフを鼓舞してくれ、そのお陰で稼働率を維持することができている。その結果として病院の収益の半分は看護部門で稼ぐことができた。医師や病院の上層部にも、自信をもってどんどん意見をいってほしいということを話したのです。そうしたら、看護部で半分も稼いでいるなんて初めて知りました。という感激の声を聞いて、やはりふだんからもっと看護師たちがどれだけ病院経営に貢献しているかを伝えないといけないなと思いました。
大松：考えてみると、はっきり伝えていないかもしれないですね。おおよその額は想像しているかもしれませんが、たしかに数字を出して伝えてあげたほうがうれしいでしょうね。
熊谷：看護師が足りないと病棟閉鎖もありうるわけですから、トップから看護部の病院経営の貢献というのをしっかり語ってもらうのはいいことですね。
村岡：あとは、今後も見据える必要がありますね。単なる経営の数字だけでなく、DX の時代ですから、さまざまな知識が必要になってくると思います。DX を活用した働き方改革、業務改善などさまざまな知識が必要になってくると思います。
熊谷：Society 5.0 というコンセプトが提唱されていますからね。世の中の動きに敏感になってほしい。そして、新しい技術を使いこなさないといけない。当院でもDX 推進室を置いて、今からさまざまな事柄を検討してもらっています。今までは、ここが不便なのでこれを買って下さいという発想でしたが、これからは、病院全体を見て、病院をどうしていきたいかまで考える必要があります。これからはSociety5.0の社会を病院のなかでも実現しなくてはならない時代になりますので、これまで以上に学ぶ必要がありますね。うまく技術を使えるようになる必要があります。
宇都：ICTの活用については、いまさら反対する人もいないでしょうし、そういう人材を育成することは必須ですね。おっしゃるようにDXも推進していく必要があります。ただ、すべての管理者が深く知る必要まではないでしょうから、得意な人を選定して展開していけばよいのだと思います。

さて、最後に経営はもちろん大切なのですが、なんのために利益を出すのかを忘れて欲しくないと思います。たまに、知識がついてくると、「この患者さんはコスパがいい」などという人もいます。そういう言葉を聞くと、それは違うだろうと。経営は大事ですが、看護管理者の方たちには、病院経営の目的を大切にしてほしいと思います。利益が目的ではなく、自分たちの目指す看護や医療を実現するために利益を出す、それが看護管理における「カネ」のマネジメントの要諦なのだと思います。

第3章

問題解決に役立つツールと、その活用法

Chapter 3

問題解決に役立つツールと、その活用法

鹿児島大学病院　医療情報部　助教
岩穴口 孝

病院経営の黒字化のためには、データに基づく現状把握と意思決定が必要です。各医療機関ではマクロ的視点およびミクロ的視点でデータ分析がなされています。マクロ的視点としては、今後の医療制度の動向や医療圏の人口や高齢者数、医療施設の分布や機能を意識した分析があり、ミクロ的視点としては、自施設の診療体制や算定可能な診療報酬項目に関する分析があります。これらの分析は主に、院内の経営企画部門や医事会計部門で行われることが多く、場合によっては医療経営コンサルタントやデータサイエンティストに支援を依頼することもあります。それでは看護管理者に求められる経営改善のためのデータ分析・活用とはどのようなものでしょうか。それは、経営学に関する専門知識や高度な情報処理技術を有することではありません。相手を理解させ納得してもらうためには数字で語ることが最善の策ですが、数字に基づく発言は、時に乱暴な主張や要求となり兼ねません。看護管理者に求められるデータ分析・活用とは、数字で現状を把握した上で、数字で表せない特別な事情を臨床現場の視点で補いながら、スタッフの腑に落ちる形で目標を設定することだと言えます。本稿では、経営改善に不可欠で身近な情報資源であるDPC（Diagnosis Procedure Combination）について、マクロおよびミクロ的な視点での利活用について解説します。また、誰でも利用できる環境にあり、効率的な分析を可能とするエクセルのピボットテーブルについて、サンプルデータを用いて活用方法を説明します。

看護管理者のためのDPCによるデータ分析・活用

マネジメントツールとしてのDPC

DPCは、急性期入院医療を対象とする1日当たりの包括支払い制度です。令和4年4月時点でDPCによる診療報酬請求を行う医療機関（DPC対象病院）は1,764病院、483,425病床であり、一般病床を有する全病院の30%、全一般病床の54%を占めます。さらに、急性期一般入院基本料等を届出た病床では85%を占めるため、国内の急性期医療に広く浸透した制度であると言えます。DPCは医療情報の標準化と透明化（可視化）を目的に開発されました。標準化とは、既定の基準（DPCでは診断名と医療行為の組み合わせ）で患者を分類することで、同じ分類内または分類間で患者を比較することが可能となります。透明化とは、診療プロセスやアウトカム、患者の属性・状態が確認できることを言います。DPCは標準化と透明化という性質のために、経営改善のための分析対象となり、さらに国内での普及率の高さから信頼性の高いベンチマークとして、評価や目標設定に利用されるのです。

DPCによる「病院情報の公表」で自院の特徴を知る

これまでDPCと関わりがなかった読者の皆さんは、まずは自院のDPCデータを用いて集計された「病院情報の公表」を確認しましょう。自院の特徴や患者像を知ることができます。「病院情報の公表」はDPCデータの質の向上、および分析力・説明力の向上を目的として2016年にDPC制度に導入された仕組みです。DPCデータの集計結果を自院のWebページで公表することで、DPCに係る係数が加算され、病院としてはより多くの診療報酬を得ることができます。そのため、ほとんどのDPC対象病院が情報を公開しています。一般的には、病院Webページのトップページか「当院について」などのページから閲覧できます。公開されている情報は以下の指標です（**表1**）。

表1　**「病院情報の公表」で公開されている指標**

●年齢階級別退院患者数
● DPC別患者数※（診療科別患者数上位5位まで）
診療科別DPC別の患者数上位5位まで掲載し、平均在院日数（自院と全国）、転院率、平均年齢の情報が含まれる。
●初発の5大癌のUICC病期分類別並びに再発患者数
胃癌、大腸癌、乳癌、肺癌、肝癌について、癌のステージ別の初発患者数と再発患者数を表示する。
●成人市中肺炎の重症度別患者数
入院中の主たる治療の対象が市中肺炎の患者について、肺炎の重症度別の患者数、平均在院日数、平均年齢を表示する。
●脳梗塞の患者数
脳梗塞の患者数、平均在院日数、平均年齢、転院率を表示する。
●診療科別主要手術別患者数※（診療科別患者数上位5位まで）
診療科別手術別の患者数上位5位まで掲載し、平均術前日数、平均術後日数、転院率、平均年齢の情報が含まれる。
●その他（DIC、敗血症、その他の真菌症および手術・術後の合併症の発生率）
※ DPC別患者数および診療科別主要手術別患者数では、自院で運用している当該DPCまたは手術の患者用パスを、リンクを設けて公開することも可能となっている。

上記指標は、単に集計結果を掲載するだけでなく、数値の解説として説明文の掲載が求められています。自院がどのような考えで、どのような医療を行っているのかを市民に知ってもらうことが目的です。一般的には診療情報管理士（部門）と各診療科が共同で作成します。説明文は市民目線で記載することが求められているため、分かりやすい内容となっています。看護管理者としては、学生や新人への自院の案内や教育にも活用できます。

自院のDPCデータを用いた分析

DPCデータを作成しているのはDPC対象病院だけではありません。DPC対象病院以外でも、DPCデータを作成すれば入院基本料等加算が得られる「データ提出加算」が2014年に新設されました。当初、7対1入院基本料の施設基準の要件にもされていた本加算は、診療報酬改定の度に要件とする入院料の範囲を拡大しており、現在は5,000以上の病院が加算を取得しています。つまり、それらの病院も自院のDPCデータを分析に利用できると言えます。

DPCデータは月毎の複数のファイルで構成され、それぞれのファイルに格納されるデータに特徴があります（**表2**）。

表2 DPCデータの概要

<table>
<tr><th colspan="3">ファイルの種類</th><th>概要</th><th>含まれるデータ</th></tr>
<tr><td rowspan="7">匿名化した患者情報</td><td colspan="2">様式1</td><td>退院サマリを
データベース化した
イメージ</td><td>生年月日、性別、郵便番号、入院経路や退院先・転帰、病名、手術名、麻酔方法、患者属性・状態（褥瘡の有無、要介護度、ADL、身長・体重、FIM、JCS、GAF尺度）、病態（がんの病期分類、呼吸機能のHuge-Jones分類、NYHA心機能分類、肝硬変のChild-Pugh分類）など</td></tr>
<tr><td rowspan="5">診療報酬請求情報</td><td>Dファイル</td><td>DPCによる包括範囲の
診療報酬算定情報</td><td>患者のDPCコード、実際の支払いの
データ（包括されない手術や加算等）</td></tr>
<tr><td>入院EF
ファイル</td><td>入院の出来高による
診療情報算定情報</td><td>実施した処置・検査・画像診断、
処方・注射の名称、およびそれらの回数・量・実施日・点数</td></tr>
<tr><td>外来EF
ファイル</td><td>外来の出来高による
診療情報算定情報</td><td>（入院EFファイルと同じ）</td></tr>
<tr><td>Hファイル</td><td>重症度、医療・看護
必要度の評価情報</td><td>患者別・日毎の評価データ（評価票Ⅰの病院はA項目とB項目、評価票Ⅱの病院はB項目のみ）</td></tr>
<tr><td>様式4</td><td>医科保険以外の診療の有無</td><td></td></tr>
<tr><td colspan="2">Kファイル</td><td>その他のDBとの連結用情報</td><td></td></tr>
<tr><td colspan="3">様式3</td><td>入院基本料等の届出状況</td><td></td></tr>
</table>

それぞれのファイルは患者識別番号と入院日をキーにして結合することが可能です。看護管理者が必要とする情報は、主に様式1、D ファイル、EF ファイル、H ファイルに含まれています。特に様式1には多くの重要なデータがあり、このファイルだけでもさまざまな分析が可能です。DPC データの活用例や得ることができる指標の一例を**表3**に示します。

表3　DPC データの活用例と得ることができる指標の例

●分析対象とする患者の抽出や各種統計の作成
・他の病院・診療所から転院してきた患者の確認（様式1）
・糖尿病（併存症）や術後感染（合併症）を有する患者数（様式1）
・外来緩和ケア管理料を算定した患者の確認（外来 EF ファイル）
・患者居住地（市町村、医療圏）毎の DPC 別患者数（様式1と D ファイル）
●診療アウトカムの算出
・死亡退院患者率（様式1）
・疾患・手術別の退院後6週間以内の緊急再入院率（様式1）
・退院時の ADL が自立または全介助の患者数（様式1）
・診療科別の診療報酬請求額（D ファイル）
・同一 DPC の年齢階級別の平均在院日数（様式1と D ファイル）
・同一疾患に対する術式別（開腹と腹腔鏡など）の利益率（様式1と EF ファイル）
●診療プロセスの確認
・手術患者に対する肺血栓塞栓症の予防対策の実施率（入院 EF ファイル）
・入院後に術前検査（CT やエコー等）を実施している患者（入院 EF ファイル）
・DPC コーディングに影響しない透析や中心静脈注射が実施された患者（D ファイルと EF ファイル）
・急性脳梗塞患者に対する早期リハビリテーション開始率（様式1と EF ファイル）
・病棟別・日毎の食事介助が必要な患者数（H ファイル）

上記の通り、DPC データからは人的資源の投入量（どれだけの人・時間を治療・看護に要したか）を除く様々な情報を得ることができます。特に収益性の管理という点では、EF ファイルが活用できます。DPC による包括算定方式では、得られる収入は一定なので、従来の収入管理でなく、コストパフォーマンスを意識した支出管理の方が重要です。EF ファイルを用いることで、同一 DPC 内で薬剤や検査、手術のコストのかかり具合が比較できますし、最もコストパフォーマンスの良い症例をベストプラクティスとして、診療体制を見直したり、クリニカルパスを作成することも可能です。ただし、EF ファイルはデータ量が大きく、エクセルでの処理となると難しい場合もあります。看護管理者としては各ファイルに格納されているデータの特徴を知り、DPC データから得られる情報を理解した上で、院内の医療情報部や事務部門と共同で分析を進めましょう。

DPCデータの公開集計結果による他病院との比較

各医療機関で作成したDPCデータは、厚生労働省に提出され、集計の後、Webページで公開されます（https://www.mhlw.go.jp/stf/seisakunitsuite/bunya/0000049343.html）。Webで検索する場合は、「DPC導入の影響評価に関する調査結果」のキーワードで見つけることができます。現在、公開されている最新の集計結果は令和2年度版で、5,316病院、約1,100万件の退院患者を対象としています。自院のデータ分析で得られるほどの詳細な結果ではありませんが、ある程度、他の医療機関の患者像や診療実績を把握することができます。得られる集計結果の一例を**表4**に示します。

表4 厚生労働省で公開されているDPCデータ集計結果の一例

【全病院の合計を集計】
・DPC毎の症例数（性別、年齢階級、入院経路や退院先、転帰等の区分毎の患者数）
・疾患別・化学療法レジメン別の症例数
・二次および三次医療圏別MDC（主要診断群）毎の患者数
【医療機関毎に集計】
・過去5カ年度の退院患者数、平均在院日数
・退院後4週以内または4週間を超えての再入院率
・予定外入院や救急医療入院、他院からの紹介の患者数
・入院経路や退院先、退院時転帰別の患者数
・高度医療（手術、化学療法、放射線治療、救急車搬送、全身麻酔）の患者数
・疾患別、手術・処置の有無別の患者数と平均在院日数

図1　**DPC公開集計結果による自院と他院の診療実績の比較**

	B	C	D	AA	AB	AC	AD	AE	AF	AO	AP	AQ	AR	AS	AT
1				040040						040080					
2				肺の悪性腫瘍						肺炎等					
3				件数			在院日数			件数			在院日数		
4	告示番号	通番	施設名	99	97	97(輸血以外の再	99	97	97(輸血以外の再	99	97	97(輸血以外の再	99	97	97(輸血以外の再
85	10081	10081	鹿児島大学病院	478	208	196	11.98	14.69	13.79	44	–	–	14.98	–	
239	20153	20153	鹿児島市立病院	472	162	144	10.53	12.33	11.59	114	–	–	10.61	–	
240	20154	20154	独立行政法人　国立病院機構　鹿児島医療センター	32	–	–	12.81	–	–	37	–	–	15.81	–	
1704	31464	31438	公益社団法人　鹿児島共済会　南風病院	151	54	45	11.89	13.87	13.29	94	–	–	12.28	–	
1705	31465	31439	いまきいれ総合病院	349	98	91	13.13	17.68	17.22	129	–	–	13.34	–	
1706	31466	31440	鹿児島赤十字病院	–	–	–	–	–	–	39	–	–	26.28	–	
1707	31467	31441	総合病院　鹿児島生協病院	53	–	–	21.11	–	–	260	11	–	11.88	46.82	
1708	31468	31442	中央病院	–	–	–	–	–	–	96	–	–	13.29	–	
1709	31469	31443	今村総合病院	17	–	–	22.00	–	–	115	–	–	12.49	–	
1710	31470	31444	鹿児島市医師会病院	–	–	–	–	–	–	33	–	–	15.79	–	
1711	31471	31445	医療法人　徳洲会　鹿児島徳洲会病院	–	–	–	–	–	–	30	–	–	18.00	–	
1712	31472	31446	いづろ今村病院	–	–	–	–	–	–	13	–	–	12.08	–	
1713	31473	31448	相良病院	–	–	–	–	–	–	–	–	–	–	–	
1714	31474	31449	米盛病院	–	–	–	–	–	–	26	–	–	14.15	–	
1715	31475	31447	鹿児島厚生連病院	19[illegible]	77	74	7.90	11.84	11.99	13	–	–	15.77	–	

鹿児島県内で肺の悪性腫瘍の入院治療を行う医療機関や、
手術の有無別の患者数・平均在院日数を確認できる。

現在、多くの医療機関では、病床の効率的運用のために、DPCの入院期間Ⅱの日数を退院の目標値として設定しています。その中で、平均在院日数が入院期間Ⅱより長いDPC患者を有する診療科や病棟の医長・師長に対して、数値目標だけを示しても具体的な取り組みに至らないことも少なくありません。その際、上記の集計結果を用いることで、自院と他院の在院日数を相対的に確認したり、分析の足掛かりを掴むことができます。例えば、自院の肺の悪性腫瘍に対する手術患者の入院期間が長いとします。現場としては、問題点が分からず、これ以上短縮できないという思いがある状況であっても、公開データの「疾患別手術別集計」を用いて、同一県内で同様の症例が多い医療機関名やその在院日数を示すことで、まだ短縮の余地があることを再認識することができます（**図1**）。また、より在院日数の短い医療機関に（から）出向する医師を通じて情報を収集したり、診療情報管理部門を通じて資料としてクリニカルパスの提供を受けるということも可能です。

一方で、DPCは標準化を目的として開発されたものの、一部のDPCを除き、患者状態や重症度が加味されていません。そのため、同一DPCであっても医療機関の機能や役割によっては、重症度が高かったり、複雑な疾病を抱える患者が集中し、在院日数が長くなる傾向があります。その場合は「診断群分類毎の集計」を確認しましょう。全国の退院患者を対象に、DPC毎の年齢階級や入院経路別の患者数・比率を確認できるので、自院は「75歳以上の患者比率が高い」や「(医療依存度の高い)他の病院からの転院患者が多い」という要因が見えてきます。また、DPC決定病名や副傷病のICD-10の比率や、実施される手術の比率、人工腎臓や中心静脈注射などの主要処置の実施率のデータも確認できるので、自院の患者の特殊性や複雑性を認識することできます。

看護管理者としては、DPCを目標値の設定や評価に用いるとともに、病院機能や患者背景に関連した特別な事情を読み取るための情報資源としても活用しましょう。

ピボットテーブルの活用とデータの準備

ピボットテーブルとは、大量のデータからクロス集計表を作成するエクセルの機能です。データ分析・活用に関心のある読者の中には、ピボットテーブルが便利であることは理解していても、苦手意識から利用することを避けてきた方も多いのではないでしょうか。本章では、サンプルデータと事例を通じてピボットテーブルの利用法を学んでいきたいと思います。サンプルデータはp143のダウンロード方法を参照してください（サンプルデータはすべて架空のデータです）。

適切なデータベースの準備

ピボットテーブルは、データベースを元にクロス集計表を作成します。参考書通りに操作しても、うまくピボットテーブルが利用できなかったり、思った通りの集計結果が得られない場合は、元となるデータベースに問題がある可能性があります。エクセルでデータベースを作成・管理する際は、今後のピボットテーブルでの利活用に備えて、以下の最低限守るべきルールを意識しましょう。

- セルを結合しない。
- 項目名は先頭行に1行で表示し、空白にせずユニークな名称とする。
- 1つのセルには1つのデータを入力する。
- データは1ファイル1シートにまとめる。年月や部署で分けない。
- 空白行、空白列は作らない。
- フォント変更やセルの塗りつぶし、斜め罫線は、フィルタや集計の対象外となり、データと見なされないと理解する

データの前処理

データベースの準備ができたら、次はデータの前処理を行います。「データ分析は前処理が8割」と言われるほど時間と労力を要しますが、大変重要な作業です。前処理がされていないデータベースで分析を始めると、後戻り作業が発生したり、得られた分析結果が実態と異なるといったことが生じます。データの前処理には、データの結合や名寄せ、変換などのいくつかの工程がありますが、看護管理者にとって最も重要な工程はデータクレンジングです。データの結合や変換は、医療情報部や事務部門で作業した方が効率的であったり、看護部では対応できない作業範囲であったりします。一方、準備したデータベースの欠損値や異常値は臨床的な視点で確認しないと気付けなかったり、修正が難しいケースも少なくありません。サンプルデータを元に、代表的なデータクレンジングの方法について紹介します。エクセルファイルのシート「データの前処理用」を参照しながら読み進めて下さい。

・重複データの削除

サンプルデータは、1入院歴を1レコード（行）としています。そのため、A列「入院番号」には同じ値は存在しないはずですが、" Adm00012" や " Adm00057" は2行存在しており、データが重複しているといえます。重複レコードのA列以外のデータを確認すると、P列「自由度（入院日）」の値が異なることが分かります。今回準備したようなデータベースは、医療情報部等にデータ抽出を依頼して作成することが多いです。その際、依頼する側（看護部）と受ける側（医療情報部）の双方に、「同日に自由度が複数回入力される可能性がある」との認識がないと、今回のような重複データが作成されます。通常は1日1回だけ入力されるものが、例えば、入力誤りを修正更新でなく追加入力したり、PNSにより2名の看護師がそれぞれ入力したといった原因が考えられるでしょう。このような重複データは、1レコードを残し、それ以外を削除しますが、医療情報部等では適切なデータの判断が難しいため、看護部で作業する必要があります。

重複データを見つける方法は、COUNTIF関数を利用する方法等いくつかありますが、ピボットテーブルを利用する方法を後ほど紹介します。

・欠損値の確認

臨床研究においては、欠損値が解析結果に影響を与えるため、レコードごと削除したり、代表値で補間するといった処理を行います。一方で、医療のデータは欠損値が多いことも特徴なので、経営改善等の分析においては臨床研究と同等の処理は必要ありません。

例えば、H列「DPC」に値があるのに、K～M列「期間Ⅰ～期間Ⅲ」が空欄のものは、出来高となるDPCで問題ありません。P列「自由度（入院日）」やQ列「輸送区分（入院日）」が空欄のものは、入力が入院日に間に合わなかったものなので、データ抽出の際に「入院○日までの初回登録値、または最も重症な値」と依頼すれば、欠損値を減らすことができるでしょう。R列「二次医療圏」は、患者基本情報の郵便番号を元にしており、空欄の患者は外国人旅行者または路上生活者であることが分かりました。欠損値が「非該当」や「未確認」、「入力漏れ」等のどの意味を持つのか理解し、適切なデータが存在すれば入力した上で利用しましょう。

・異常値の確認・修正

データベースに含まれる代表的な異常値としては以下のようなものがあります。

■矛盾

表5は自由度と輸送区分によるクロス集計表です。自由度が「Ⅰ（常に寝たまま）」で輸送区分が「3_独歩」、または、自由度が「Ⅳ（日常生活はほとんど不自由がない）」で輸送区分が「1_担送」の患者について、違和感がないでしょうか。このようなケースはデータの入力間違いである可能性があります。電子カルテの普及に伴い、診療記録の入力方法もチェックボックスやプルダウンを用いた簡素化が図られています。一方で、身長と体重の値を逆に入力したり、軽快して退院した患者の転帰区分を「死亡」と登録したりと、手書きやワープロ入力をしていた時代では考えられない入力ミスも目立ちます。これらの異常値は、体重が身長の値より大きい、退院時ADLが「自立」なのに転帰が「死亡」であるといった、ロジックやデータの組み合わせで検知することが可能です。

表5　自由度と輸送区分によるクロス集計表を用いた異常値の確認の例

行ラベル	1 担送	2 護送	3 独歩	（空白）	総計
Ⅰ（常に寝たまま）	394	43	6		443
Ⅱ（ベッドで体を起こせる）	202	932	27		1161
Ⅲ（病室内歩行ができる）	36	1992	1942		3970
Ⅳ（日常生活はほとんど不自由がない）	30	510	3804		4344
（空白）				82	82
総計	662	3477	5779	82	10000

■外れ値

データ分析を行っていると、極端に在院日数が長かったり、診療コストが高いといった、他の値から大きく外れた外れ値が観察されることがあります。経営改善のために、外れ値を持つ患者や群を問題点として取らえ、深掘りして分析を行うことがあります。しかし、外れ値は平均に与える影響が大きいため、集団に対する分析においては除外する場合もあります。エクセルで外れ値を検出する方法としては、ヒストグラムでデータの分布を可視化したり、箱ひげ図を作成することで確認できます。

■表記の揺れ

S列「認知機能評価」は「認知症高齢者の日常生活自立度」に基づく評価結果が入力されています。入力された値が「Ⅰ・Ⅱ・Ⅲ・Ⅳ・M」の5種類に限られているので、ピボットテーブルを用いれば自立度を要因にした分析が可能です。一方で、V列「JCS」は以下に示す通りの入力値があり、同じ意識レベルでも異なる表記がなされています。

300↵	1－1↵	Ⅰ-2↵	Ⅱ－20↵	Ⅲ－300
-↵	Ⅰ－1↵	Ⅰ－2↵	Ⅱ－30↵	クリア
0↵	Ⅰ－1↵	Ⅰ－3↵	Ⅲ－100↵	清明
０↵	Ⅰ－1～2↵	Ⅱ－10↵	Ⅲ－200↵	鮮明

このような表記の揺れは、人が見た場合は同じ意味として解釈できますが、コンピューターはそのような解釈ができません。そのため、分析前にはこれらの文字列を統一する必要があります。代表的な表記の揺れには、全角半角や大文字小文字の違い、送り仮名（吐き気と吐気、等）、漢字変換（目眩と眩暈、等）、外来語や略語（化学療法とケモ、血圧とBP、等）があります。電子カルテのテンプレートを用いていることで、情報の構造化や入力規則により表記の揺れを防ぐことができます。構造化とは情報を細分化し、各項目に入力される内容を定義することです。入力規則は、値をチェックボックスやプルダウンから選択させたり、全角文字の入力を制限するといった機能です。

「どの項目を、どこに置いたら、この表ができる」で学ぶピボットテーブル

図2はピボットテーブルの作成画面になります。ピボットテーブルを利用する人は、マウス操作だけでクロス集計表ができるので簡単だと言います。ピボットテーブルに不慣れな人は、どの項目（フィールド名）を、どこに置いたら、どのような表ができるかイメージができないために、難しいと感じている人が多いです。使う項目、配置する場所、作成されるクロス集計表を例示しますので、イメージを掴んでいきましょう。エクセルファイルのシート「ピボットテーブル用」のデータを操作しながら読み進めて下さい。エクセル2016を用いて説明を行いますが、他のバージョンにおいても基本的操作は同じです。

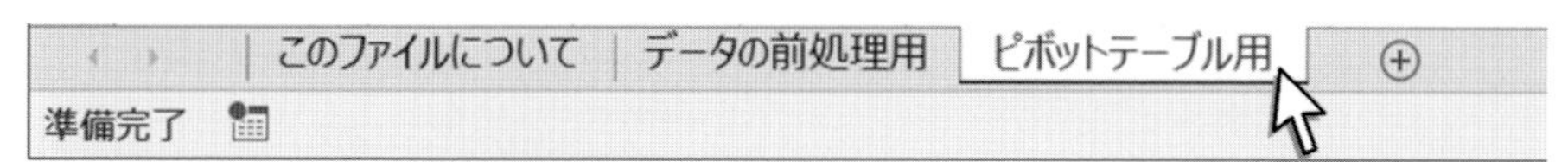

演習の際は、エクセルの左下部でシート「ピボットテーブル用」を選択して下さい

図2　ピボットテーブルの画面構成

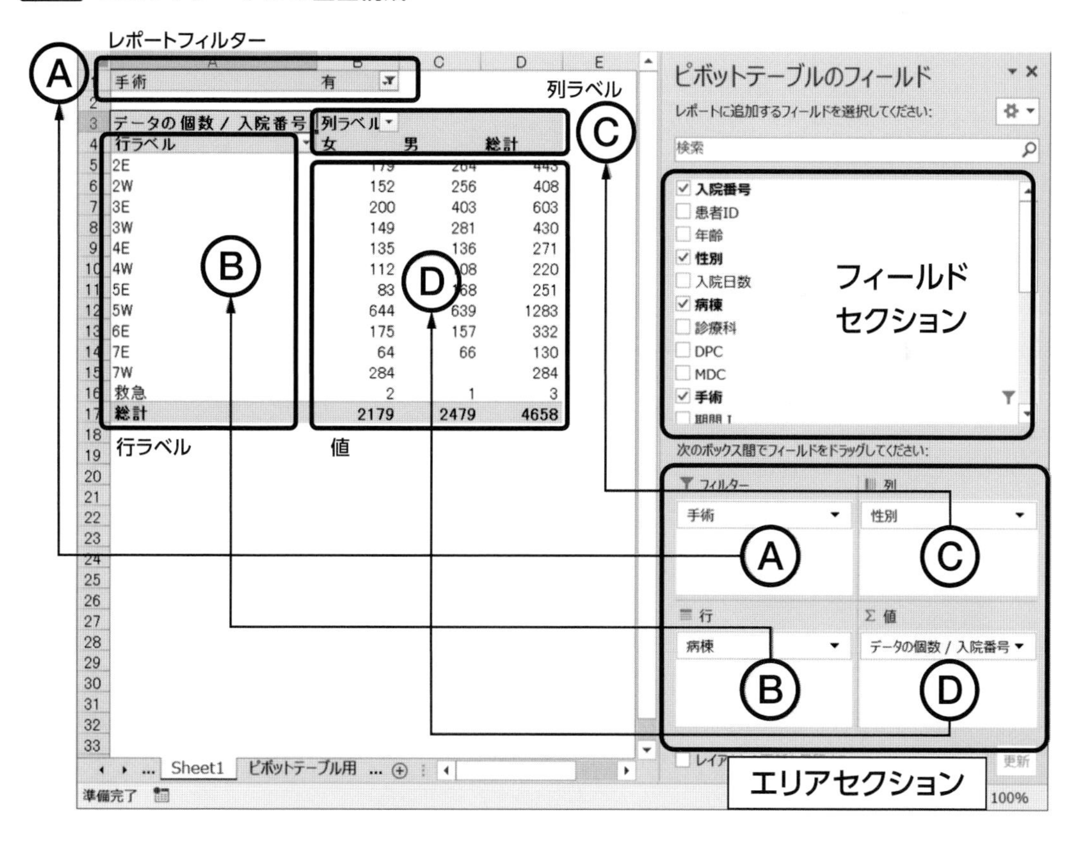

■ピボットテーブルの作成（図3）

①データが入力されているエリアを適当にクリックします。

②［挿入］タブの［ピボットテーブル］を選択します。

③「ピボットテーブルの作成」ウィンドウが表示されるので「OK」を選択します。

図3 ピボットテーブルの作成

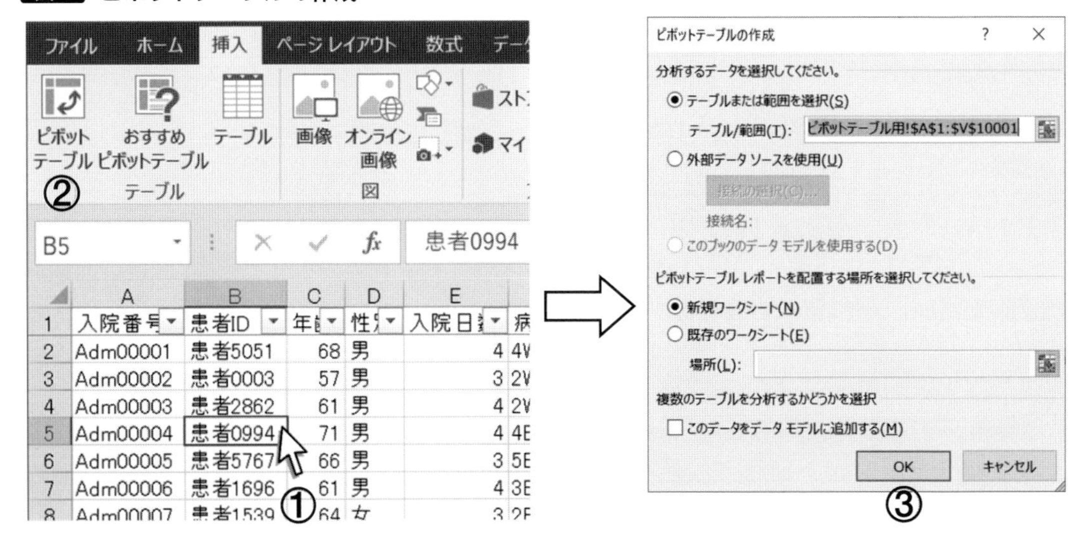

■ピボットテーブルの操作と基本的な考え方

ピボットテーブルの基本的な操作は以下の４つになります（**図４**）。

①フィールドセクションのフィールド名をエリアセクションの「行」エリアや「列」エリアにドラッグします。

病棟別や診療科別、性別に分けて集計したければ、それらのフィールド名をドラッグします。分析に必要のないフィールドは、フィールド名をレイアウトセクション外にドラッグします。

②集計対象のフィールド名をエリアセクションの「値」にドラッグします。

平均年齢を求めたければ「年齢」を、診療コストの合計を求めたければ「コスト」をドラッグします。行ラベルや列ラベルの区分に該当するデータの個数を知りたければ、全てのレコードで値が入力されているフィールド（入院番号や患者ID、等）をドラッグします。

③「値フィールドの設定」で集計方法を変更します。

既定では、「値」エリアにドラッグしたフィールドのデータが数値以外の場合（性別、病棟、等）、データの個数を集計します。フィールドのデータが数値の場合（年齢、入院日数、等）、合計を集計します。平均や標準偏差を集計したければ、集計方法の変更が必要です。

④レポートフィルター、行ラベル、列ラベルで集計する項目を絞り込みます。

女性のみや一部の病棟のみなど、集計対象を絞り込むことができます。

図4 ピボットテーブルでの集計の基本的操作

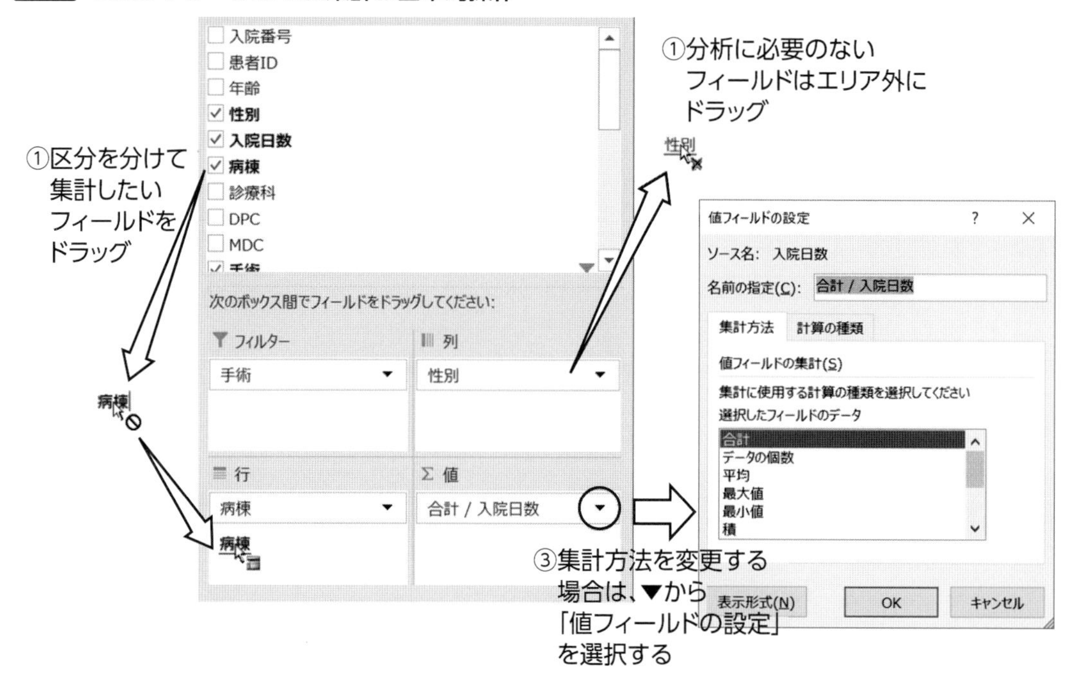

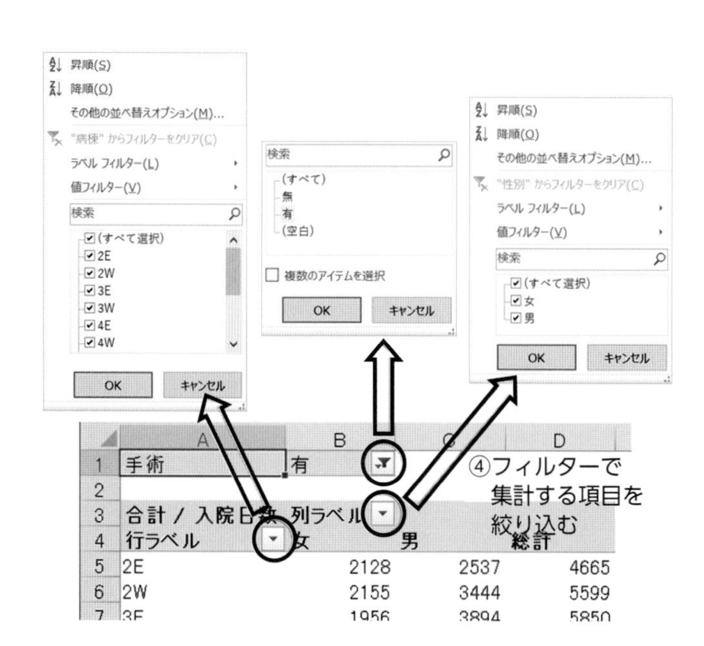

■どのフィールドを、どのエリアに置いたら、どのような表ができるか

図で示すとおりに、エリアセクションにフィールド名をドラッグして追加して下さい。

●診療科毎の患者数の確認

行エリアか列エリアに１つのフィールドのみを追加して集計すると、単純集計表が作成されます（**図 5**）。データ数を集計する場合、値エリアに追加するフィールドは、欠損値のないフィールドであれば何でも構いません。

先述した重複データの確認は、この単純集計表を用いることで見つけることができます。本来であれば、入院番号に同じ値は存在しないので、図５の行ラベルを「診療科」から「入院番号」に変えると、値は全て「1」となるはずです。値が「1」以外であれば。その入院番号はデータが重複していると分かります。

図5　単純集計表の作成

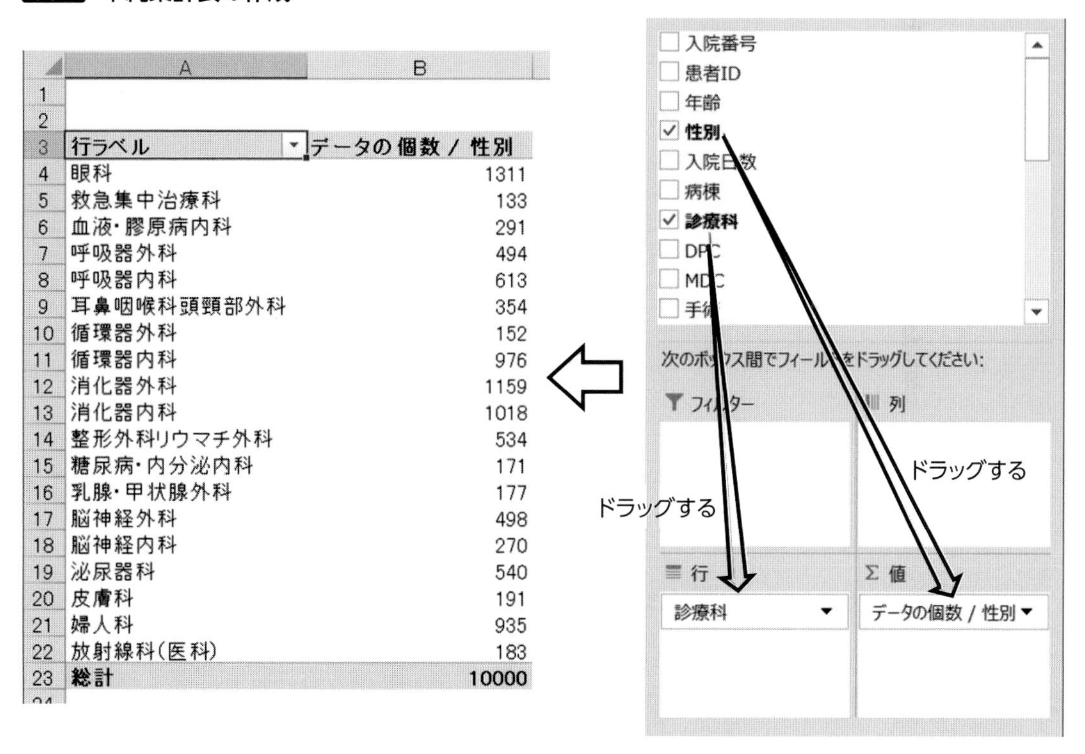

	A	B
1		
2		
3	行ラベル	データの 個数 / 性別
4	眼科	1311
5	救急集中治療科	133
6	血液・膠原病内科	291
7	呼吸器外科	494
8	呼吸器内科	613
9	耳鼻咽喉科頭頸部外科	354
10	循環器外科	152
11	循環器内科	976
12	消化器外科	1159
13	消化器内科	1018
14	整形外科リウマチ外科	534
15	糖尿病・内分泌内科	171
16	乳腺・甲状腺外科	177
17	脳神経外科	498
18	脳神経内科	270
19	泌尿器科	540
20	皮膚科	191
21	婦人科	935
22	放射線科（医科）	183
23	**総計**	**10000**

●自由度および輸送区分別患者数

行エリアと列エリアのそれぞれにフィールドを追加すれば、2つ要因に該当するデータの集計値を求めるクロス集計表を作成できます（**図6**）。

図6　クロス集計表の作成

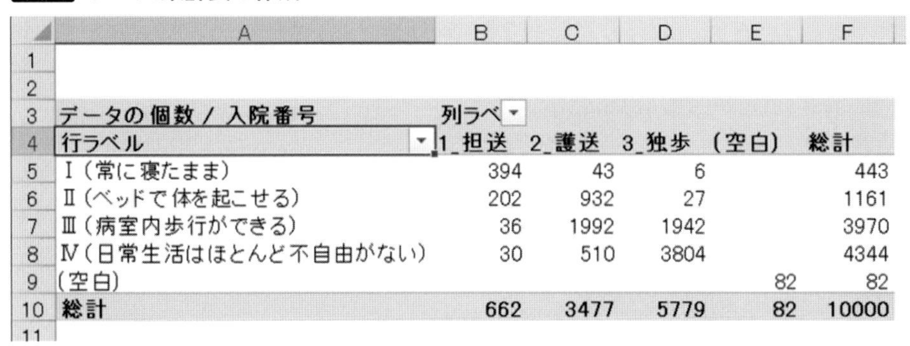

	A	B	C	D	E	F
1						
2						
3	データの 個数 / 入院番号	列ラベ				
4	行ラベル	1_担送	2_護送	3_独歩	(空白)	総計
5	Ⅰ(常に寝たまま)	394	43	6		443
6	Ⅱ(ベッドで体を起こせる)	202	932	27		1161
7	Ⅲ(病室内歩行ができる)	36	1992	1942		3970
8	Ⅳ(日常生活はほとんど不自由がない)	30	510	3804		4344
9	(空白)				82	82
10	総計	662	3477	5779	82	10000
11						

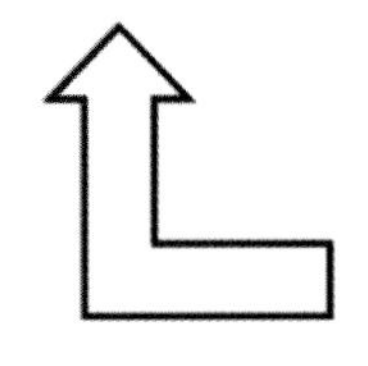

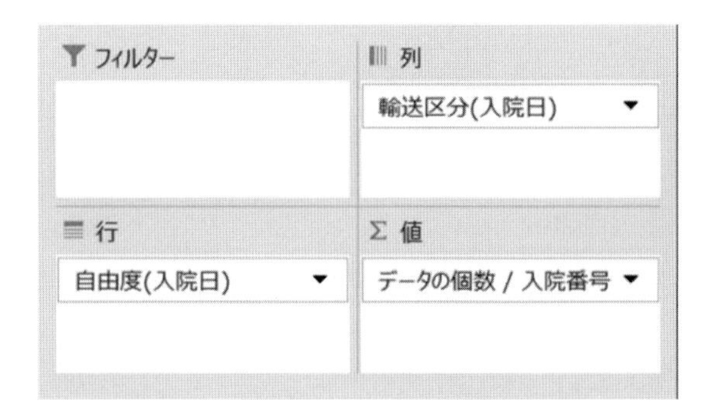

●病棟および医療圏内外別、性別の患者数

行エリアや列エリアに複数のフィールドを追加すると、要因が階層構造を持つようになります（**図7**）。エリア内でフィールドの順番を入れ替えることで階層は変化します。

図7　行・列の要因が階層構造を持つクロス集計表

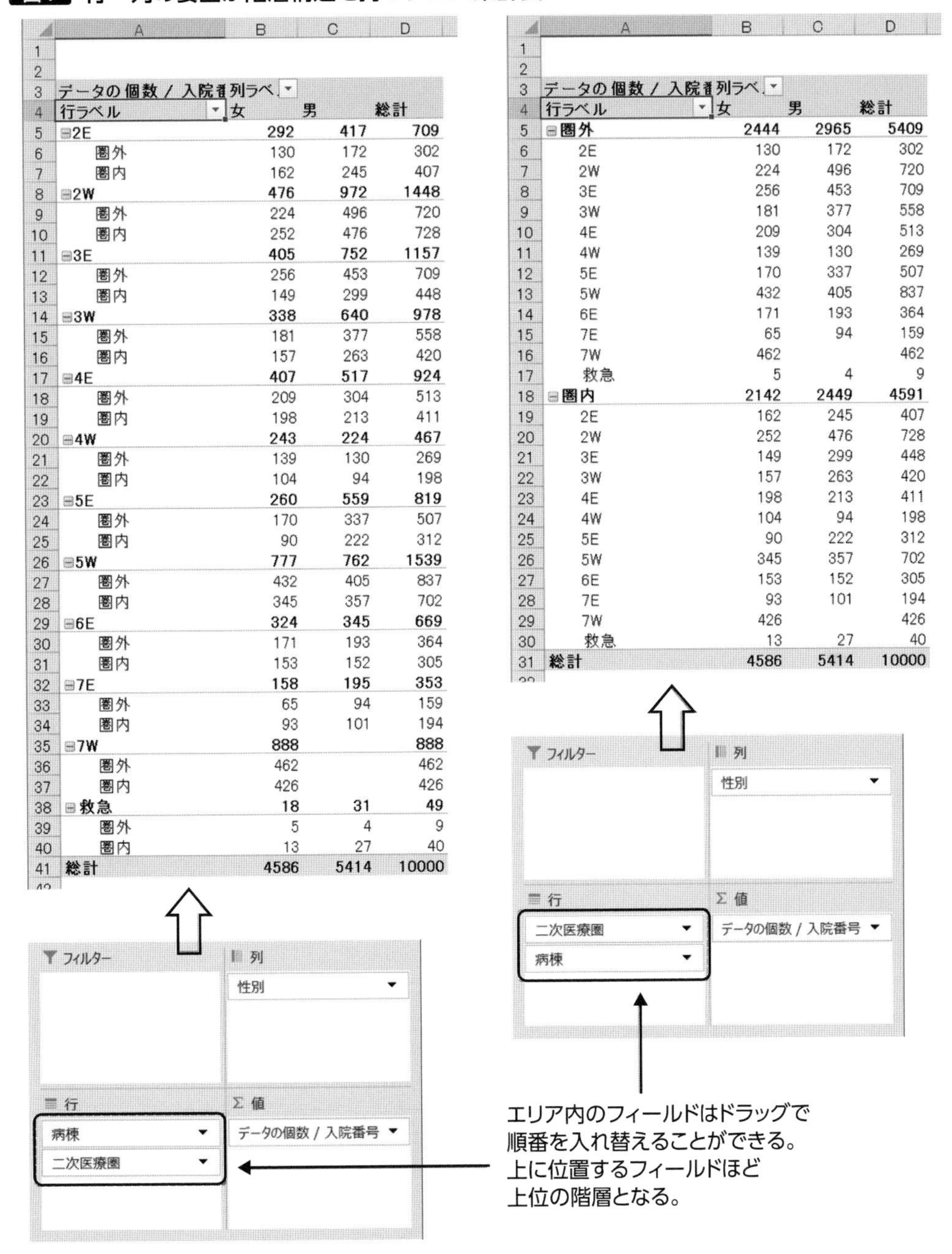

データの個数 / 入院番	列ラベ.		
行ラベル	女	男	総計
⊟2E	**292**	**417**	**709**
圏外	130	172	302
圏内	162	245	407
⊟2W	**476**	**972**	**1448**
圏外	224	496	720
圏内	252	476	728
⊟3E	**405**	**752**	**1157**
圏外	256	453	709
圏内	149	299	448
⊟3W	**338**	**640**	**978**
圏外	181	377	558
圏内	157	263	420
⊟4E	**407**	**517**	**924**
圏外	209	304	513
圏内	198	213	411
⊟4W	**243**	**224**	**467**
圏外	139	130	269
圏内	104	94	198
⊟5E	**260**	**559**	**819**
圏外	170	337	507
圏内	90	222	312
⊟5W	**777**	**762**	**1539**
圏外	432	405	837
圏内	345	357	702
⊟6E	**324**	**345**	**669**
圏外	171	193	364
圏内	153	152	305
⊟7E	**158**	**195**	**353**
圏外	65	94	159
圏内	93	101	194
⊟7W	**888**		**888**
圏外	462		462
圏内	426		426
⊟救急	**18**	**31**	**49**
圏外	5	4	9
圏内	13	27	40
総計	**4586**	**5414**	**10000**

データの個数 / 入院番	列ラベ.		
行ラベル	女	男	総計
⊟圏外	**2444**	**2965**	**5409**
2E	130	172	302
2W	224	496	720
3E	256	453	709
3W	181	377	558
4E	209	304	513
4W	139	130	269
5E	170	337	507
5W	432	405	837
6E	171	193	364
7E	65	94	159
7W	462		462
救急	5	4	9
⊟圏内	**2142**	**2449**	**4591**
2E	162	245	407
2W	252	476	728
3E	149	299	448
3W	157	263	420
4E	198	213	411
4W	104	94	198
5E	90	222	312
5W	345	357	702
6E	153	152	305
7E	93	101	194
7W	426		426
救急	13	27	40
総計	**4586**	**5414**	**10000**

● MDC および輸送区分別の平均在院日数

「入院日数」フィールドのデータは数値なので、値エリアに追加すると自動的に合計を計算します。求めたいのは平均値なので、「値フィールドの設定」で集計方法を変更します（**図 8**）。集計結果の平均値は、［ホーム］タブの「小数点以下の表示桁数を減らす」で見やすくしましょう。

図 8 「値フィールドの設定」による集計方法（合計、平均、標準偏差、等）の変更

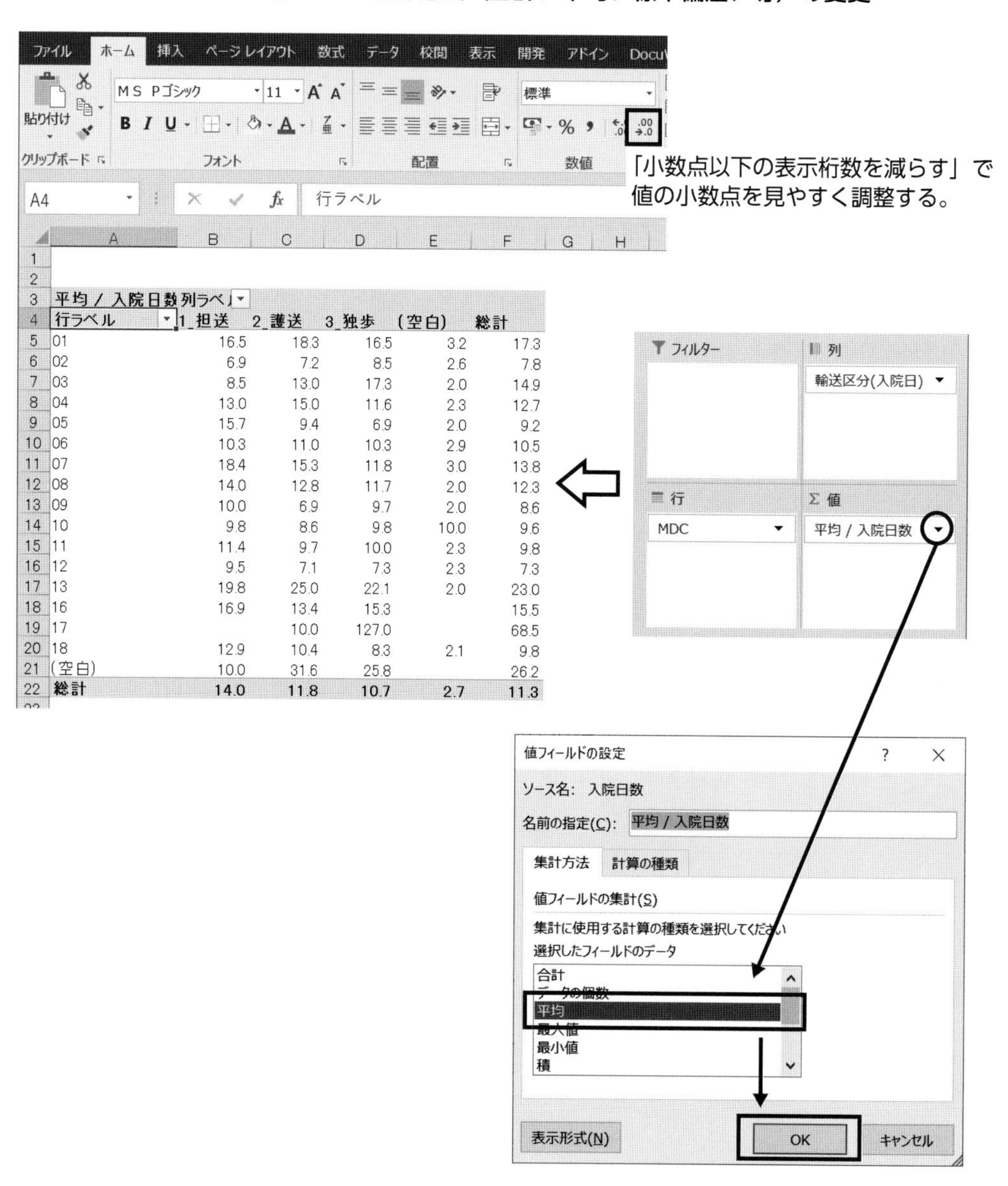

平均 / 入院日数	列ラベル				
行ラベル	1_担送	2_護送	3_独歩	(空白)	総計
01	16.5	18.3	16.5	3.2	17.3
02	6.9	7.2	8.5	2.6	7.8
03	8.5	13.0	17.3	2.0	14.9
04	13.0	15.0	11.6	2.3	12.7
05	15.7	9.4	6.9	2.0	9.2
06	10.3	11.0	10.3	2.9	10.5
07	18.4	15.3	11.8	3.0	13.8
08	14.0	12.8	11.7	2.0	12.3
09	10.0	6.9	9.7	2.0	8.6
10	9.8	8.6	9.8	10.0	9.6
11	11.4	9.7	10.0	2.3	9.8
12	9.5	7.1	7.3	2.3	7.3
13	19.8	25.0	22.1	2.0	23.0
16	16.9	13.4	15.3		15.5
17		10.0	127.0		68.5
18	12.9	10.4	8.3	2.1	9.8
(空白)	10.0	31.6	25.8		26.2
総計	14.0	11.8	10.7	2.7	11.3

●平均収入額が高い DPC の確認

①「収入額」フィールドを値エリアに追加したら、「値フィールドの設定」で集計方法を「平均」へ変更します。②集計結果は、［ホーム］タブの「小数点以下の表示桁数を減らす」で小数点以下を非表示にし、③「桁区切りスタイル」とすると見やすいでしょう。④適当な集計値の上で右クリックし、⑤メニューから「並び替え」-「降順」と選択することで、平均収入額が高い DPC を確認することができます（**図 9**）。

図 9　集計結果の並び替え

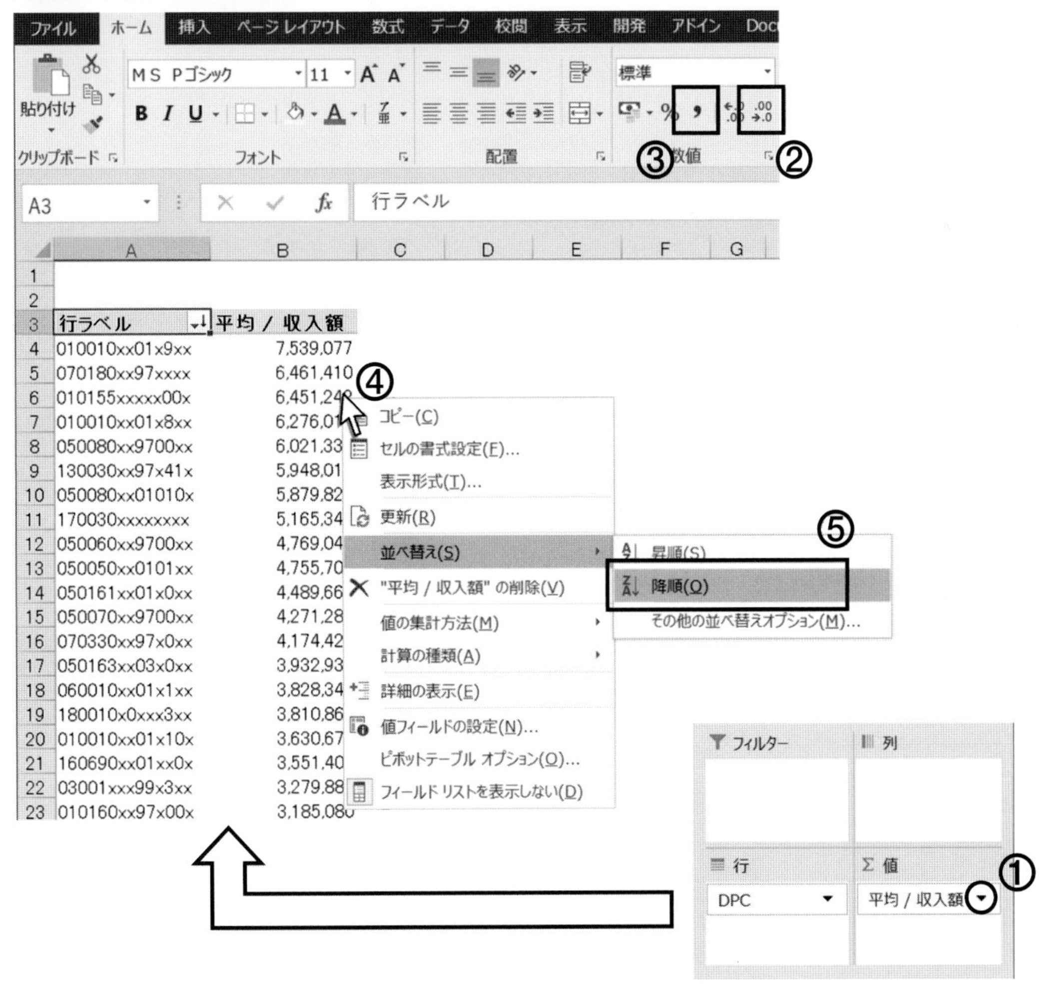

●病棟別患者数および特定の要因（認知機能低下有、身体抑制の実施、退院支援カンファレンスの実施）を持つ患者数

値エリアにも複数のフィールドの追加が可能です。元となるデータベースでは、「認知機能評価」フィールドは、ランクⅠ以上の患者にのみ値が入力されています。また、「身体抑制」と「退院支援カンファ」フィールドは、介入があった患者に「1」が入力されています。これらのフィールドのデータの個数が、何かしらの認知機能の低下を有する患者数、または介入があった患者数となります。集計結果を用いれば、身体抑制や退院支援カンファレンスの実施率の算出も簡単にできます（**図10**）。

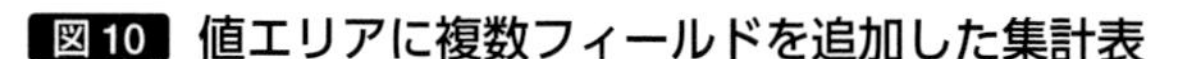

図10 値エリアに複数フィールドを追加した集計表

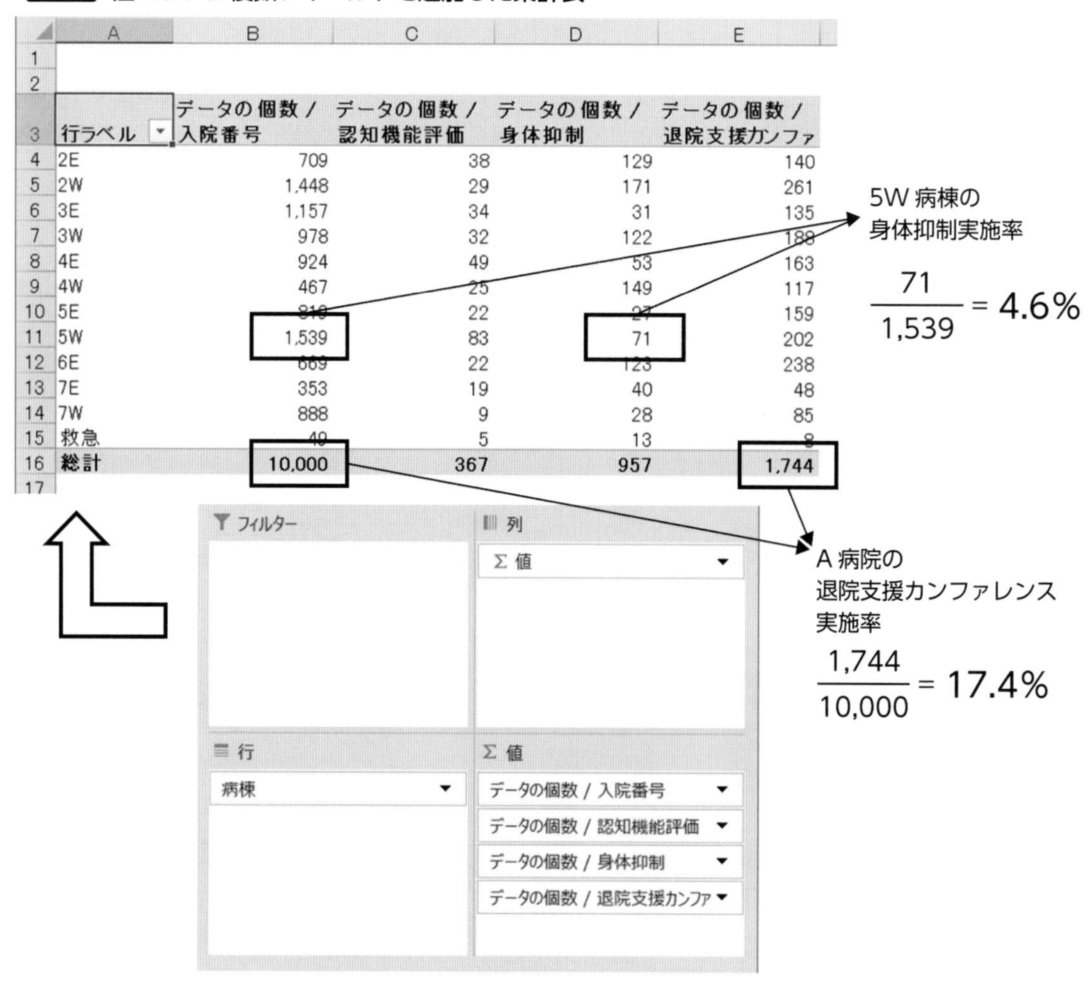

行ラベル	データの個数 / 入院番号	データの個数 / 認知機能評価	データの個数 / 身体抑制	データの個数 / 退院支援カンファ
2E	709	38	129	140
2W	1,448	29	171	261
3E	1,157	34	31	135
3W	978	32	122	188
4E	924	49	53	163
4W	467	25	149	117
5E	810	22	27	159
5W	1,539	83	71	202
6E	669	22	123	238
7E	353	19	40	48
7W	888	9	28	85
救急	40	5	13	8
総計	10,000	367	957	1,744

●特定の要因（外科系3診療科、手術あり、医療圏内在住）を持つ患者の概要と診療アウトカム

レポートフィルターと行・列ラベルでのフィルタには違いがあります。行・列ラベルで複数の項目に絞り込んだ場合、それぞれの項目毎に集計結果が表示されます。一方、レポートフィルターで絞り込んだ場合は、絞り込んだ複数項目を1つの群と見做して集計を行います。対象は3診療科に絞り込むが、集計結果はひとまとめにしたい場合などは、レポートフィルターを利用します。

値エリアには同じフィールドを複数追加できます。今回は、「入院日数」フィールドを2つ追加し、平均値と標準偏差を集計しています（**図11**）。

図11　レポートフィルターと行・列ラベルのフィルター使い分け

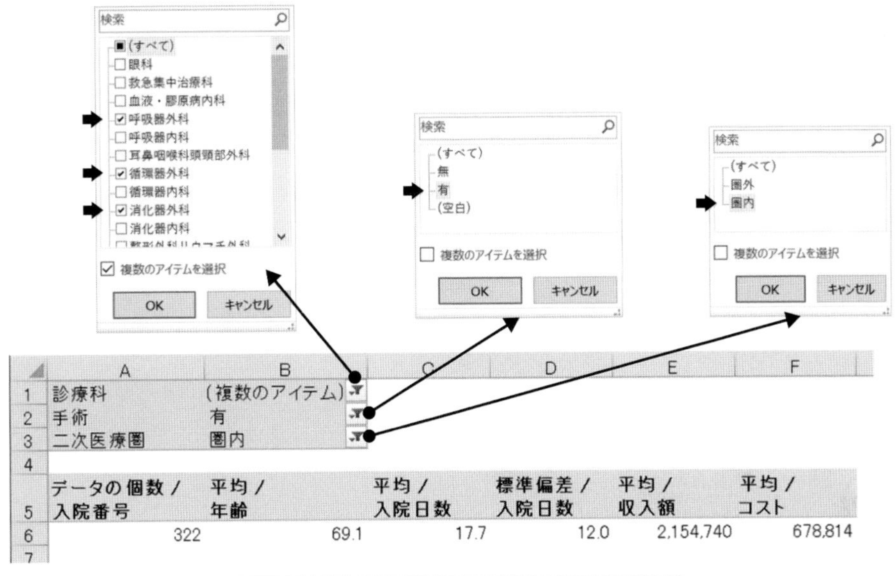

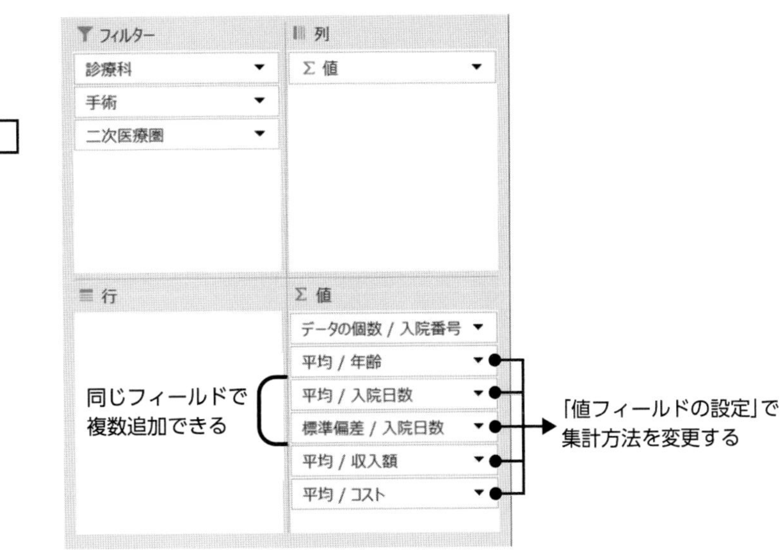

集計結果のグラフ化とドリルスルー

ピボットテーブルを用いれば、大量のデータであってもさまざまな切り口で効率よく分析ができます。さらに、ピボットグラフを用いれば、集計結果が視覚的に理解しやすくなります。ピボットグラフは、ピボットテーブル内の適当なセルを選択し、[ピボットテーブル-分析] タブの「ピボットグラフ」を選択することで作成できます。ピボットグラフではピボットテーブルで加えた変更が即座に反映されます。また、グラフ内にもフィルタ機能が備わっているので、ピボットグラフの操作だけで切り口を変えて集計結果の特徴を掴むことができます。

図 12 は、ピボットテーブルで二次医療圏内在住患者の、病棟・手術の有無別の平均在院日数を集計したものです。また、そのデータを元にピボットグラフを作成しています。グラフを確認すると、4W 病棟の手術有群の平均在院の長さが目立ちます。この群の詳細なデータを確認したい場合は、ピボットテーブルのドリルスルー機能が便利です。詳細を確認したい集計値をダブルクリックすることで、大元のデータからその群のレコードだけが新規ワークシートへコピーされ、内容を確認することができます。

図12 ピボットテーブルからのグラフ化とドリルスルー

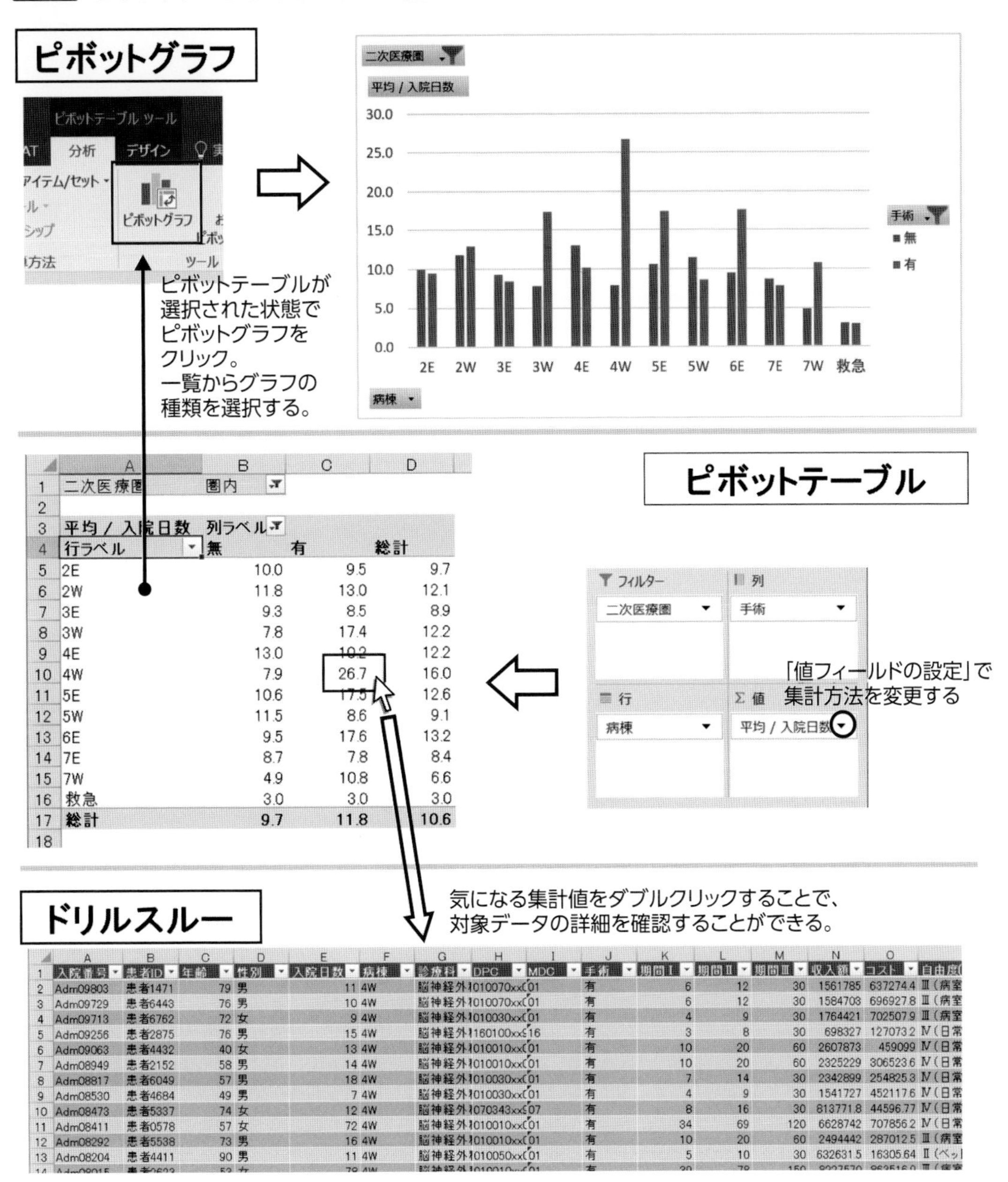

第4章

収益性向上の２つの方法
生産性アップと
良いコストダウン

Chapter 4

①RPA を活用した生産性向上と看護管理における DX の展望

飯塚病院 看護部 看護師長 DX 推進担当
上川 重昭

看護管理者に求められるもの

看護管理の定義は、1961 年の WHO 西太平洋地区看護管理ゼミナールが採択した定義に始まり、ギリーズの定義（1982 年)、日本看護協会看護婦職能委員会による定義（1995 年)、看護大辞典による定義（2002 年）の変遷に見られるように、『患者ケア』という考え方から、『サービスの概念』が導入されるなど、時代や環境に合わせて変化してきています（**表 1-1**)。

そして近年、看護管理者は「ヒト・モノ・カネ・時間」を限りある資源と考え、これらを最大化させることで生産性を向上させることが求められるようになってきました。患者のケアや組織のマネジメントに軸足を置きながら、施設の収益にも目を向け、オーナーシップ（当事者意識を持って物事に取り組む姿勢）を持つことで組織の改善やイノベーションに参画することは、今後さらに強く求められるようになると考えられます。

表1-1 看護管理の定義の変遷

WHO 西太平洋地区看護管理ゼミナールが採択した定義 (1961 年)	看護管理とは看護婦の潜在能力や関連分野の職員および補助的職員あるいは,設備や環境,社会の活動などを用いて人間の健康向上のためにこれらを系統的に適用する過程である。[1]
ギリーズの定義 (1982 年)	管理とはほかの人々によって仕事をしてもらう過程として定義されてきた。したがって,看護管理とは,患者にケア, 治療 ,そして安楽を与えるための看護スタッフメンバーによる仕事の過程である。[2]
日本看護協会看護婦職能委員会による定義 (1995 年)	臨床における看護管理とは,患者や家族に，看護ケア，治療への助力，安楽を与えるために行う仕事の過程である。看護管理者は最良の看護を患者や家族に提供するために，計画し，組織化し，調整し，統制を行うことである。[3]
看護大辞典による定義 (2002 年)	看護が提供される施設や機関において,対象者に質の高い看護サービスを効果的かつ効率的に提供し,サービス提供側の看護師も意欲的にサービスが提供できるようなシステムをつくり，整え，また組織を動かすこと。そのためには人的・物的・経済的資源を有効に活用することが必要である。[4]

医療 IT と政策

2017 年 4 月、厚生労働省は「データヘルス改革－ＩＣＴ・ＡＩ等を活用した健康・医療・介護のパラダイムシフトの実現－」（筆者注：ICT は Information and Communication Technology（情報通信技術)、AI は、Artificial Intelligence（人工知能）の略）を発表しました。このなかでは、ＩＣＴ等を活用した「個々人に最適な健康管理・診療・ケア」の提供や、健康・医療・介護のビッグデータを連結した「保健医療データプラットフォーム」の2020年度本格稼働等により、国民が世界最高水準の保健医療サービスを効率的に受けられる環境を整備することを掲げています。

データヘルス改革の具体例（**図1-1**）として、国民・患者が自身の情報をスマートフォンで健診結果や医療情報を簡単に確認し、健康づくりや医療従事者とのコミュニケーションに活用できること。また、過去の医療情報などを適切に確認し、より良い医療・介護サービスを受けられるようになることがイメージされています。

図1-1　データヘルス改革の具体例

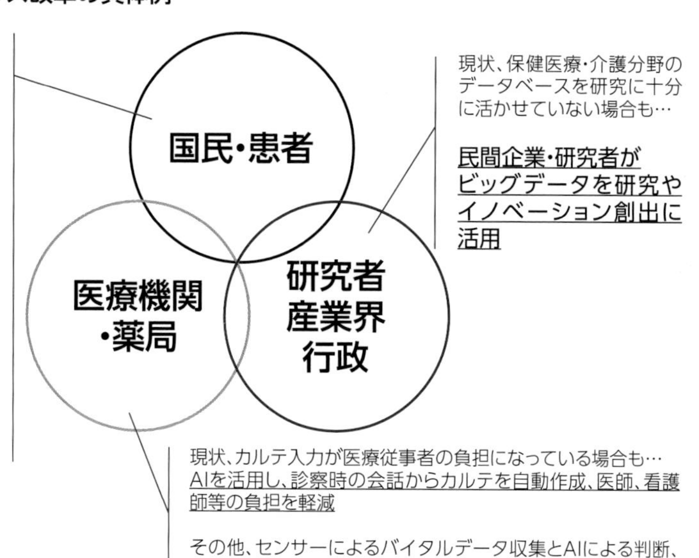

医療機関や薬局は、AIを活用して、診療時の会話からカルテ入力を自動作成し、医師・看護師などの負担を軽減すること。また、センサーによるバイタルサインデータ収集とAIによる判断、慢性疾患などの介入、オンライン診療などの例も示されています。

さらに、研究者・産業界・行政は、保健医療・介護分野のデータベースを用い、民間企業や研究者がビッグデータを研究やイノベーション創出に活用できることが示されています。2040年の人口減少社会を見据え、「これを行わないと医療・介護分野のサービスの提供が成り立たない」という危機感を背景に、待ったなしに推進されています。

さらに、2021年10月から、オンライン資格確認が始まり、マイナンバーカードが保険証として使用可能になりました。オンライン資格確認は、マイナンバーカードのICチップ内に保険証情報が入るのではなく、ICチップ内の個人を特定する電子証明書を使い、随時支払基金・国保中央会のデータベースから情報を取得する仕組みになっています。要するに、データベースの更新・情報の蓄積により、さまざまな情報を共有・拡張が可能になります。医事会計システムと連携することにより、保険証の目視確認が不要になり、レセプトの返戻がなくなることで、患者の負担や業務負担が大幅に減るなどの報告も上がってきているようです。

厚生労働省から公表されている「経済財政運営と改革の基本方針 2022」（令和４年６月７日閣議決定）には、オンライン資格確認は来年 2023 年には原則義務となり、保険証の原則廃止を目指すと明記されています（**表 1-2**）。医療情報・システム基盤整備体制充実加算（初診時：7 点　再診時：4 点）をインセンティブとし、マイナンバーカードを普及させようという動きが診療報酬改定からも読み取れます。

表1-2 オンライン資格確認の導入と保険証の廃止

「経済財政運営と改革の基本方針 2022」（令和４年６月７日閣議決定）（抄）

第４章　中長期の経済財政運営
２．持続可能な社会保障制度の構築

（社会保障分野における経済・財政一体改革の強化・推進）
・・・オンライン資格確認について、保険医療機関・薬局に、2023 年４月から導入を原則として義務付けるとともに、導入が進み、患者によるマイナンバーカードの保険証利用が進むよう、関連する支援等の措置を見直す[141]。2024 年度中を目途に保険者による保険証発行の選択制の導入を目指し、さらにオンライン資格確認の導入状況等を踏まえ、保険証の原則廃止[142]を目指す。・・・

141　診療報酬上の加算の取扱いについては、中央社会保険医療協議会において検討。
142　加入者から申請があれば保険証は交付される。

このように、私たちの身の回りでも医療 IT と呼ばれる基盤は徐々に確立されてきています。医療者の労働時間短縮によるコスト削減、時間外労働の短縮、診療の質向上に向けて、IT は欠かせないものとなってきているのです。

DX（デジタルトランスフォーメーション）の推進

私は現在、飯塚病院看護部で、DX 推進担当として 2022 年７月から活動しています。DX（Digital Transformation）という言葉は、当院ではまだ耳慣れない言葉であり、配属の発表が行われたときは、院内スタッフから「DX ってなんですか？」「デラックスってなんですか？」と多くの人から声をかけられました。DX とはデラックスではなく、デジタルトランスフォーメーションの略で、トランスフォーメーションを「T」でなく「X」と表示するのは、英語圏で「Trans」を省略するときに「X」と書く習慣にあるようで、この言葉は世界的にも使われています。欧米では 2010 年半ばからよく使われるようになり、日本でも 2019 年あたりから急激に広がり、経済産業省からは、「デジタルトランスフォーメーションを推進するためのガイドライン（DX 推進ガイドライン）」という文書も公表されています。

「DX ってなんですか？ IT と何が違うんですか？」と聞かれることもあります。経済産業省は DX

推進ガイドラインの中で、DXを以下のように定義しています。

「企業がビジネス環境の激しい変化に対応し、データとデジタル技術を活用して、顧客や社会のニーズを基に、製品やサービス、ビジネスモデルを変革するとともに、業務そのものや、組織、プロセス、企業文化・風土を変革し、競争上の優位性を確立すること」。少し言葉は難しいですが、ITは情報技術で、既存プロセスの効率化や強化のためにデジタル技術を活用するものであり、DXはデータとデジタル技術を使い、ビジネス変革を起こし、競合に勝てる仕組みを作ることとされています。

なお、経済産業省は2018年9月に「DXレポート」を公表しています。そこには「2025年までにDXに取り組まなければ、企業は存続できない」と書かれており、レガシーシステムの問題や複雑化・ブラックボックス化の問題を挙げ、「2025年の崖」として、最大12兆円／年（現在の約3倍）の経済損失が2025年から2030年の間に生じると警鐘を鳴らしています。

トップダウンによるイノベーション

私が看護の世界に入り、23年が経ちますが、「パソコンが苦手だから」と口にする看護師はあとを絶ちません。中には蛇蝎（だかつ）のごとく嫌う人もいて、コンピューターリテラシーを高めることを初めから諦めている人もいます。電子カルテに変わって日常的にパソコンに触る機会は増えていますが、多くの看護師がパソコン業務に対して苦手意識を持っているようです。

看護管理者の中にもパソコンが苦手な人はいますが、管理者である以上、「できない理由」を述べるのではなく、「どうすればできるか」を考え、他人任せではなく、自分がイノベーションを起こしていくマインドセット（心の持ちようや考え方）を持つべきだと考えます。このまま同じような日々を漫然と過ごしていては、能力が衰退してしまうのは目に見えています。

先述した経済産業省は「デジタル産業宣言」を公表していますが、その中に「DXは、経営者こそが牽引してはじめて達成しうるという理解のもとに、その実現に向かって（全員で）積極貢献する」とあります。組織の中でトップにいるものが牽引していくものであると記されているのです。トップダウンという手法は、緊急時に大きな効果を出すとされていますが、トップダウンで一斉に実施しなければデジタルによる収益向上は達成できないほど、DXは喫緊の課題であると考えます。

RPAとその推進

ここからは、当院の情報システム室が2019年から取り組んでいるRPA推進プロジェクトの進捗とRPAの効果、そして看護部門における展開について述べたいと思います。

RPAとは、Robotic Process Automationの略で、一言で言うと、パソコン業務の自動化ツールです。パソコン上で、定型業務をロボットが代行して行います。ロボットと聞くと、ゴツゴツした金属製の産業ロボットのようなものを思い浮かべる人も多いかもしれませんが、RPAのロボットはコンピュータープログラムのようなものです。

例を挙げると、「○時になったらAというファイルにアクセスして、ファイルの内容をコピーして

B というファイルに貼り付ける」「処理が終わったらメールを配信する」など、人が手を動かさなくても、プログラムを組んでおくことで、自動で業務を行います。RPA の導入は、特にパソコンをよく使う事務業務には効果的であり、今まで手動で人間が繰り返していた、倦み疲れるような単純作業をパソコンがやってくれます。これにより業務が省力化され、業務の見える化（手順が人によって違うということがない）、ヒューマンエラーの削減につながります。

さらに、RPA は高度なプログラミング知識が不要で、比較的短時間・低コストで導入が可能であることも特筆すべき点です。長期にわたる専門的な勉強を行わなくても、短期間のトレーニングでできるようになり、効果が短期間で見える点も大きなメリットです。機械ですから 24 時間稼働可能であり、人間が行うより高速に処理してくれます。

ここまでメリットばかり書いてきましたが、RPA にも弱点があり、複雑な業務は苦手です。単純業務で業務量が多いものほど効果は大きいので、RPA のできること、できないことを見分けて導入する必要があります。

当院の RPA 活用の事例

当院には、情報システム室というコンピューターシステムを専門とした部門があり、この部門が医療現場に RPA のロボットを作って導入しています。RPA のロボットを作成するまでの大まかな流れは以下となります。

①各部門から相談のあった「お困りごと」に対して RPA が適切かどうかを見極める

↓

②RPA が適切か否かを判断

↓

③効果が得られそうなものに着手

相談事項の中には Excel 関数やマクロで解決できるもの、システム（難しいプログラム）で作り込んでいく必要があるものもあり、すべてが RPA で解決できるわけではありません。担当チームの中で判断し、相談事案を振り分けて、RPA ロボットを作っています。

2022 年 8 月現在、プロジェクト全体で約 20,200 時間／年の業務削減につなげられており、削減率は約 70% です（対応件数：約 150 件うち RPA 約 100 件）。

2022年8月現在では、RPAだけで評価すると、今まで10,810時間／年かかっていた業務が1,570時間／年に減少し、約 9,240 時間／年の削減、削減率は約 90% となります（**図 1-2、1-3**）。一般的に、勤務時間は一人当たり 2,085 時間／年（1 週間 40 時間勤務で計算）とされていますので、単純計算すると、約 4 人分の業務量が削減できたことになります。金額換算（当院のスタッフ平均単価 615 万円／年）を勘案すると、2,460 万円／年の人件費削減と考えることもできます。

図1-2　RPA導入の成果（2022年8月現在）

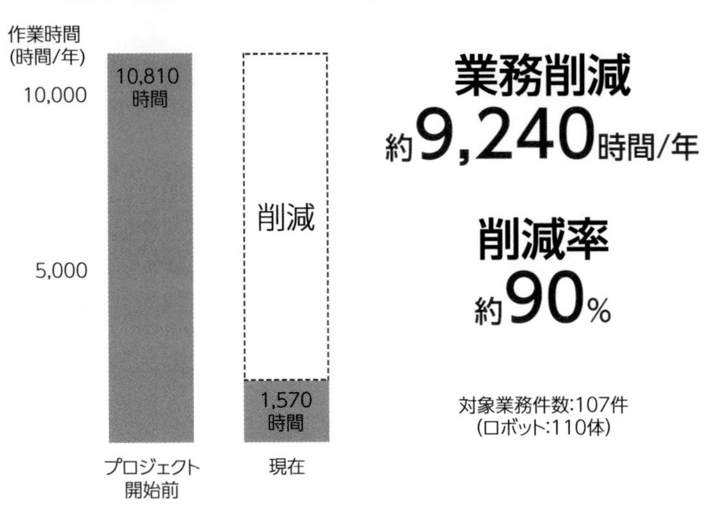

図1-3　主な部署別　RPA年間業務削減時間（2022年8月現在）

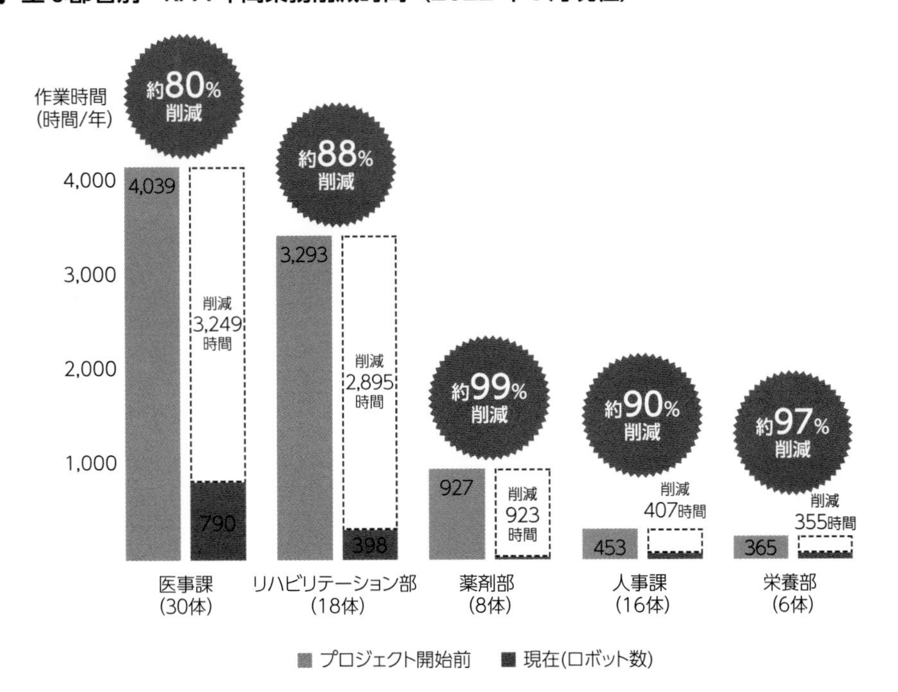

看護部門におけるRPA活用と展望

看護部門では、入院基本料（実績）のファイル作成（様式9 入院基本料等の施設基準に係る届出書添付書類）や、部署別の休暇割合の作成をRPAを使って業務を改善しています。勤務表（勤務表作成ソフト）から情報を吸い上げ、Excelに情報を転記して自動計算される仕組みです。それまでは毎月、各部署の師長が勤務表から基本料の計算を行い、人事担当管理師長へ提出していましたが、RPAを取り入れることで、この作業を行わなくてよくなりました。

また、休暇の取得率をRPAでファイルに一元化することで、可視化できるようになりました（**表1-3**）。管理者は、各部署から挙がってくる「自分の部署は休暇者が多く大変」という声に左右されることなく、各部署の育児休暇や病欠の割合を俯瞰して判断できるようになりました。RPAによって自動でファイルが作成されるので、データ集計をわざわざ行う必要がなくなりました。

表1-3 RPAにより一元化、可視化された休暇の取得率（2022年8月分）

No.	所属	休暇合計(%)	育休(%)	産前産後(%)	病欠(%)	積休(%)	介護休職(%)	リフ休(%)	年休(%)	半休(%)	休暇数合計	対象人数	延べ勤務日数
1	A病棟	22.4	13.5					3.1	5.7	0.1	145.5	31	651
2	B病棟	17.7	3.4	6.8	3.1			2.8	1.5	0.1	114.5	31	651
3	C病棟	3.2						1.5	1.6	0.1	17.5	26	546
4	D病棟	37.6	13.1	13.1		3.0	3.0	3.6	1.8		63.0	8	168
5	E病棟	21.9	6.9		8.4			1.5	5.0	0.1	114.5	25	525
6	F病棟	5.1						2.0	3.1		15.0	14	294
7	G病棟	16.0	9.5			0.4		2.6	3.5		37.0	11	231
8	H病棟	13.0		3.8		3.1		2.4	3.5	0.2	71.0	26	546
9	I病棟	17.8	3.1			3.9		1.8	9.0		127.0	34	714
10	J病棟	6.1						2.0	4.1		18.0	14	294
11	K病棟	15.7	3.9	3.9				2.1	5.8		89.0	27	567
12	L病棟	9.5		3.6				1.0	4.9		58.0	29	609
13	M病棟	15.7	6.2		1.8			1.8	5.9		112.0	34	714
14	N病棟	15.5	8.4			0.6		1.5	5.0		81.0	25	525
15	O病棟	24.2						2.4	21.8		61.0	12	252
16	P病棟	12.3	5.1	2.4				1.7	2.9	0.2	72.0	28	588
17	Q病棟	4.8						1.2	3.6		36.0	36	756
18	R病棟	5.5							4.8	0.7	19.5	17	357
19	S病棟	9.6						4.8	4.8		12.0	6	126
20	T病棟	6.7	3.2					1.6	1.9		46.0	33	693
21	U病棟	11.7				1.8		1.5	8.4		32.0	13	273
22	V病棟	9.3				0.8		1.1	7.4		49.0	25	525
23	W病棟	12.0				0.4		2.2	9.4		81.0	32	672
24	X病棟	13.6	6.3					1.7	5.6		95.0	33	693
25	Y病棟	15.8	6.7		3.1			1.4	4.6		113.0	34	714
26	Z病棟	11.1	2.6	2.4	1.7			1.8	2.6		93.0	40	840
27	AB病棟	16.0		4.2	4.2			1.1	6.5		84.0	25	525
28	CD病棟	15.4	7.2		0.8			1.5	5.9		94.0	29	609
29	EF病棟	15.3	3.4	3.4				2.3	6.0	0.2	99.0	31	651
30	GH病棟	13.1	5.2					1.9	6.0		55.0	20	420
31	IJ病棟	16.9	8.7	4.4				1.6	2.2		85.0	24	504
32	KL病棟	1.2						0.7	0.5		7.0	27	567
33	MN病棟	15.0		3.4	3.4	0.3		1.4	6.5		97.0	31	651
34	PQ病棟	7.5	3.4	1.0				1.0	2.1	0.0	92.5	58	1218
35	RS病棟	9.0						3.8	5.2		19.0	10	210

最近、当院では新型コロナ感染症の発症者や濃厚接触者の情報管理が問題となっています。昨年度までは発生者がさほど多くなかったので、時間をかけて接触者情報の聞き取りを行えていましたが、2022年度は爆発的に感染者が増え、それに伴い、感染管理部門や現場管理者（主に師長）の負担が急激に増えています。

病棟内で感染者が1人発生したとき、感染者に関わった人の行動を追わなければなりません。今まで病棟管理者（主に師長）がスタッフに1人ひとり聞き取りをし、休みのスタッフには電話連絡を行い、集めた情報を紙に書き写し、それをパソコンに入力するという作業を行っていました。

その後、感染管理者がパソコンに入力されたファイル情報を見て、低リスク・中リスク・高リスクを判断し、必要に応じて病棟管理者へ結果を報告していました。感染者一人につき、約4時間もの時間がかかり、病棟内で感染者が2〜3人発生したときは、一日の業務が連絡作業と入力作業で終わるという日もありました。この作業のために、休日を返上して病院へ出てくる師長もいました（**図1-4**）。

図1-4　接触者リストの作成〜Before RPA

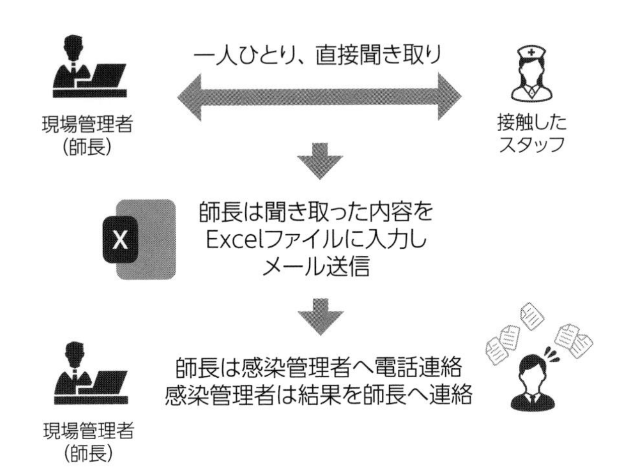

この問題を解決するために、RPAとGoogle Forms（Google社が提供する無料のオンライン上のアンケートフォーム作成・管理ソフトウェア）を活用して業務負担を軽減させる取り組みを行いました。Google FormsとExcel関数・マクロを使って情報収集と入力作業の負担を減らし、RPAを使って接触者リストフォームを刷新する仕組みづくりを行いました。
具体的な流れは以下のとおりです。

感染者が発生
①病棟管理者がGoogle Formsを準備し、回答URLをスタッフへ送信
↓
②スタッフは送られてきたURLにアクセスして回答する
↓
③回答結果をGoogleのスプレッドシートに変換し、既定の用紙（Excelファイル）へ情報をコピー&ペーストする
↓
④Excelファイルが院内の共有サーバーに保存される

Excelファイルには関数とマクロが仕組まれており、情報をコピー&ペーストするだけで、ICT（Infection Control Team：感染制御チーム）判断（低リスク・中リスク・高リスク）の結果がすぐ

に表示されます。

今まで電話連絡や、パソコンに入力する作業で、感染者一人当たり約 4 時間かかっていたのですが、この仕組みを導入することで、パソコン作業は 5 分もかからずに終わります。スタッフの回答時間を待つのに 2 時間ほど時間猶予を設けていますが、その間も他の業務を行う事ができます（**図 1-5**）。

図1-5　接触者リストの作成〜After RPA

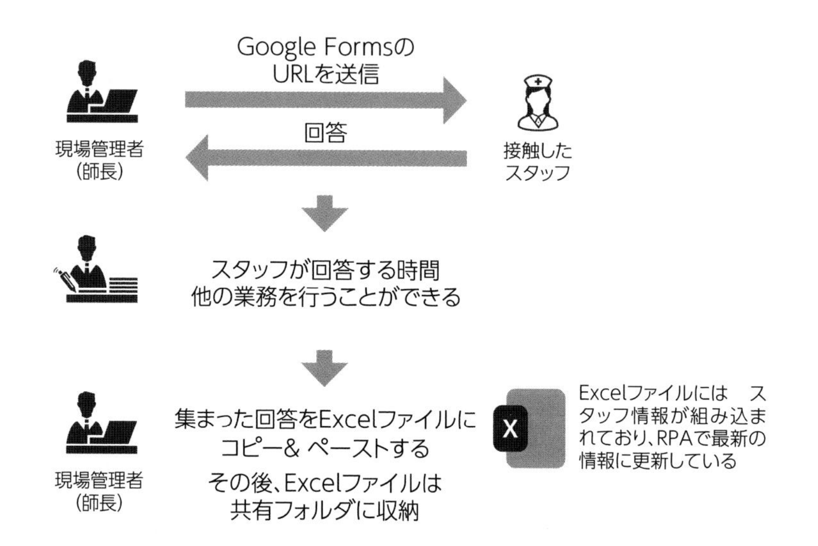

上記の仕組みづくりは、一見、簡単に行えるように聞こえるかもしれませんが、仕組みづくりまでに多くの課題がありました。まず、当院にはスタッフのスマートフォンに URL を送る手段がありませんでした。部署によっては仕事用の LINE グループを作っている部署もありましたが、部署の管理者がスタッフへ一斉に連絡する仕組みを整備してもらうところからのスタートでした。LINE グループやメーリングリストの作成など、スタッフへ情報を送るネットワーク整備から始めました。

次に、師長・主任（いわゆる管理者）には Google アカウントを取得してもらいました。Google Forms のファイル（接触者リストの原本）を共有する上で、Google サービスが使えることは必須であり、パソコンやスマートフォンの扱いが苦手なスタッフには、個別に説明を行いました。病院内の師長・主任 83 名がファイルを共有できるよう整備しました。Google Forms の活用方法については、説明動画を作成し、YouTube（限定公開）を利用して使い方をいつでも確認できる環境を整えました（**図 1-6**）。

図1-6　YouTube による Google Forms 説明動画配信

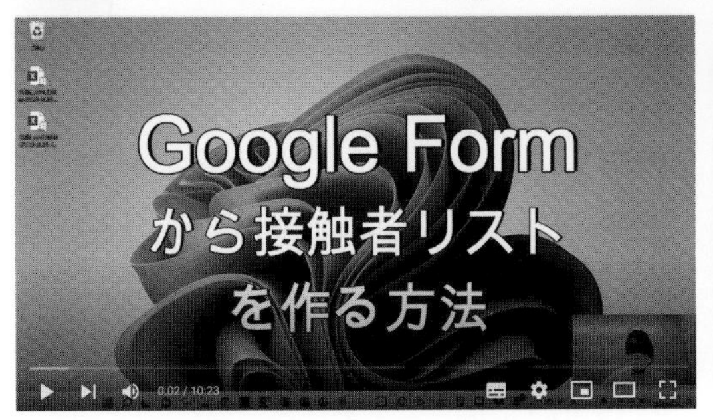

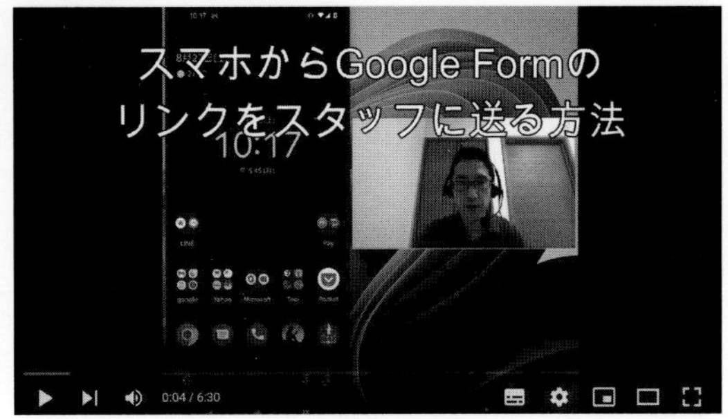

また、Google Forms に回答する項目も見直す必要がありました。当院の情報セキュリティポリシーの中には、「クラウドサービスを利用する場合は、情報セキュリティ委員会の許可を得なければならない。」「院内ネットワーク利用者は、患者や職員のプライバシーや当院の経営に関わる情報などの機密性の高い社内の情報が院外へ漏洩することを防ぐために、ファイルのアップロードや院外へ送信を行ってはならない。但し、情報セキュリティ委員会で承認したクラウドサービスを利用する場合はこの限りではない。」という規定があります。情報セキュリティ委員会の審議では、Google Forms に接触者の氏名（スタッフ名）や生年月日を入力することが個人の機密情報であり、個人情報に抵触する可能性があると判断され、検討の結果、Google Forms には社員番号のみを回答者に入力してもらうことにしました。

Google Forms で収集した社員番号を院内の共有フォルダに置いた Excel（接触者リスト）内でスタッフの名前に変換する関数を入れ、情報を院外に出さない仕組みにしました。しかし、Excel 内のスタッフ情報は定期的に更新が必要になります。異動により部署が変わることもあり、入職者、退職者の更新が適宜発生しています。

これに対しては、RPA で毎月 Excel ファイルを更新する仕組みにしました。毎月 10 日に人事課が作成しているファイルから情報を取り出し、接触者リストの Excel ファイルを自動で更新できるようにしました。また、ファイルが更新されたら、感染管理看護師や DX 推進担当に自動でメールが送られる設定にしました。万が一 RPA が何らかのエラーで働かなかった時にも早く気づけるような仕組みにしています。

上記の仕組みづくりを師長・主任に周知する上で、看護部長に協力を得て発信してもらいました。この効果は抜群で、短期間で一気に情報網が整備されました。経済産業省が明示しているように、DX 推進にトップダウンは重要なポイントであると身にしみて感じた次第です。

看護管理にITを利用する能力が求められる時代に

医療界、特に看護界では医療ITの発展はまだ遅れを取っていると感じます。近年は情報のクラウド管理が主流になってきていますが、病院の持つ個人情報はデリケートなものであり、万が一漏洩することがあれば、組織の信頼を大きく損ないますので、安易にクラウドを使用することはできません。今回紹介した接触者リスト管理の事例でも、クラウドを利用するために、院内の情報セキュリティ委員会から承認を得る必要がありました。情報管理については、組織の中の基準をどうクリアするかも課題の1つです。組織の仕組みが円滑な進行を阻害していると感じる場面もありますが、組織の中でコンセンサスを得ながら進めなければセキュリティは担保できません。コンピューターリテラシーの高い人がスタンドプレーに走らないように注意しなければいけません。

産業界では、ICT(Information and Communication Technology：情報通信技術）を入れよう、AIを入れようとイノベーションが加速されていますが、医療の世界は人員配置基準が決まっているので、ICTやAIを導入しても人件費が減ることはなく、二重投資になってしまうのではないかと懸念される意見も聞かれます。

私たちはAIを導入することで、すべてが楽になると過剰に期待しているように思います。AIに正しく判断させるには、ビッグデータをもとにフィードバックしなければなりません。知識や情報が増えると、むしろ人が判断しないといけないことは増えます。

タスクシェア・タスクシフトという言葉が流行っていますが、AIをタスクシフト・タスクシェアの対象相手にするには、まだ能力が不足しているように思えます。

また、AmiVoice（アミボイス）などに代表される音声入力支援ソフトの活用により看護記録の負担を減らすと期待する声も聞かれますが、ツールを利用する医療者はコンピューターが理解できる言葉で、わかりやすい文章で表現する能力が必要になってきます。私たち自身がトレーニングを積み、要点をまとめて体系的に表現できるようにバージョンアップしなければなりません。

看護師はITに関しては門外漢でありますが、ITを無視するわけにはいかなくなっています。私たちが普段使っているWindowsパソコンは、2021年10月5日にWindows11がリリースされました。Windows11には「Power Automate for desktop」が標準搭載されています。Power Automate for desktopはいわゆるRPAであり、ドラッグ&ドロップや人が手動で行った操作をそのままアクションに変換してくれる「レコーダー機能」もあります。少し前まで珍しいと感じていたRPAは、もう私たちが手軽に使えるところまできています。ExcelやWordのように当たり前になる日も近いかもしれません。

冒頭で看護管理の定義について書きましたが、今の時代に合わせて看護管理の定義にDXが論じられる日が来るかもしれません。そして、DX推進をマネジメントしていくのは看護管理者の役目になります。看護管理者である私たちがスタッフを牽引していかなければなりません。

ナイチンゲールが記した看護覚え書きの第3章『小管理』には、『この「覚え書」に詳しく述べている要点にそって、どんなに良い看護を充分に行なったとしても、ひとつのこと――つまり小管理――が欠けていれば、言い換えれば、「あなたがそこにいるとき自分がすることを、あなたがそこにいないときにも行なわれるよう対処する方法」を 知らないならば、その結果は、すべてが台無しになったり、まるで逆効果になったりしてしまうであろう』とあります。

看護管理者の行き届いたマネジメントやビジョンの浸透が働いてなければ、「たったひとつのこと」で「だいなし」になることが、100年以上前の書籍にも記されています。今も昔も私たち看護管理者が「自分ごと」として取り組めるか否かは、組織文化を左右します。些末なことと思われることでも、問題意識を持ち、小さなDXを取り入れ、未来に向けた準備を今すぐに始めるべきであると考えます。

引用・参考文献

１）水野貞ほか編著．WHO 看護管理ゼミナール記録．日本看護協会出版部, 1963, 5.
２）Gillies, D. A.著、矢野正子監．看護管理―システムアプローチ．へるす出版, 1986, 1.
３）日本看護協会看護婦職能委員会編．看護婦業務指針.日本看護協会出版会，1995，89.
４）和田攻ほか編．看護大辞典．医学書院, 2002，516.
５）大竹 雄二．医療 DX の未来予想図を語る～医療 IT 基盤の現在と将来展望～．日本病院会雑誌，69（8），2022，18-32.
６）上泉 和子ほか著．系統看護学講座 専門 看護管理 看護の統合と実践１．医学書院，2018，2.
７）データヘルス改革－ＩＣＴ・ＡＩ等を活用した健康・医療・介護のパラダイムシフトの実現－https://www.mhlw.go.jp/file/05-Shingikai-12401000-Hokenkyoku-Soumuka/0000165140.pdf
８）「経済財政運営と改革の基本方針 2022」（令和４年６月７日閣議決定） https://www.mhlw.go.jp/content/12404000/000972477.pdf
９）DX レポート～IT システム「2025 年の崖」の克服と DX の本格的な展開～https://www.meti.go.jp/shingikai/mono_info_service/digital_transformation/pdf/20180907_01.pdf
10）デジタルトランスフォーメーションを推進するためのガイドライン（DX 推進ガイドライン）https://www.meti.go.jp/policy/it_policy/dx/dx_guideline.pdf
１１）相馬正伸．超 DX 仕事術．サンマーク出版．2022．319.
１２）これからのチーム医療とタスクシフト・タスクシェア．病院，77（5），２０１８，351-356.
１３）：Florence Nightingale 著, 湯槇ます ほか訳．看護覚え書，現代社,1968，64.

Chapter 4

②適切なマネジメントが行える看護管理者の育成が病院の事業利益率の向上につながる

名古屋大学医学部附属病院　副病院長兼看護部長
藤井 晃子

近い将来に訪れる大量の看護管理者の大きな世代交代

病院が患者に対して良質な医療を提供するためには、病院組織の半数以上を占める看護師をマネジメントする看護管理者——とりわけ看護師長——の役割が重要となります。優秀な管理者を育成すれば、管理者はスタッフを育ててくれ、結果として看護の質が向上するという好循環が生まれます。小寺は、「看護部門の体制の評価が高まると、病院の事業利益率が増加する」ことを明らかにしました[1)]。すなわち、看護管理者の育成は病院の利益率向上に寄与する大きな要素の一つであると言えます。

しかし、一口に優秀な看護管理者を育成するといっても、現実にはさまざまなハードルがあり、簡単にはいかないものです。本稿では、当院が2019年から取り組んでいる看護管理者の育成について紹介します。

この取り組みの背景にあるのが、2025年3月にピークを迎える、看護管理者の定年退職者数です。看護管理者の世代交代が一気に進むことから、戦略的に看護管理者の育成に取り組む必要がありました。この大きな変化を乗り越えるために、看護部では2006年からBSC（バランスト・スコアカード）を導入した目標管理を行っています。**図2-1**に、2022年度の看護部の組織目標（一部抜粋）を示します。

図2-1 組織目標における戦略目標と重要業績評価指標

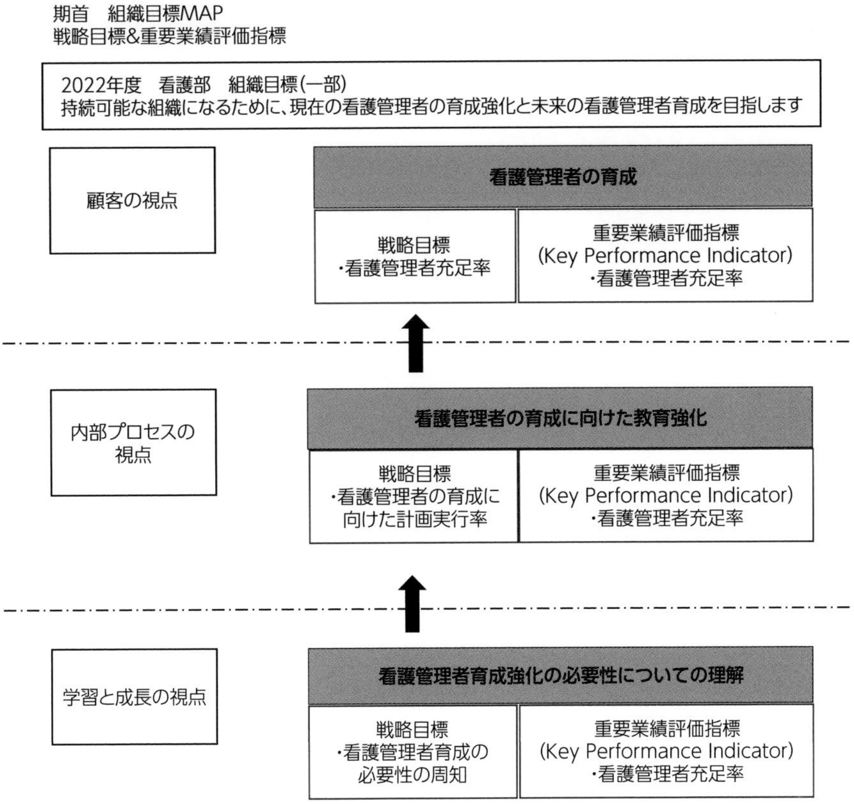

期首　組織目標MAP
戦略目標&重要業績評価指標

2022年度　看護部　組織目標(一部)
持続可能な組織になるために、現在の看護管理者の育成強化と未来の看護管理者育成を目指します

視点	戦略目標	重要業績評価指標(Key Performance Indicator)
顧客の視点	**看護管理者の育成**	
	・看護管理者充足率	・看護管理者充足率
内部プロセスの視点	**看護管理者の育成に向けた教育強化**	
	・看護管理者の育成に向けた計画実行率	・看護管理者充足率
学習と成長の視点	**看護管理者育成強化の必要性についての理解**	
	・看護管理者育成の必要性の周知	・看護管理者充足率

「持続可能な組織となるために、現在の看護管理者の育成強化と未来の看護管理者育成を目指します」という看護部の目標に対し、「学習と成長の視点：看護管理者育成強化の必要性についての理解」、「内部プロセスの視点：看護管理者の育成に向けた教育強化」、「顧客の視点：看護管理者の育成」、それぞれに戦略目標を立て、重要業績評価指標（Key Performance Indicator）を決めて評価を行います。

ご存じの方も多いと思いますが、もともとBSCは、企業の業績評価を行い戦略を立案するためのフレームワークです。BSCを目標管理に用いることで、おのずと、どのように病院経営に貢献するかといった視点が持てるメリットもあると感じています。

看護師に経営の知識は必要か

もちろん看護師は経営のプロではなく、本来的な業務は患者へのケアにあるのは言うまでもありません。そのため、看護管理者に向けて経営的な教育のための研修を企画するかは看護部長の胸三寸といったところがあります。私は、患者を中心に目標を立てることに異論はありませんが、看護師が行っているケアは病院の利益につながっていることを知っておかねばならないと考えています。病院の経営が健全でなければ組織の維持ができないからです。病院が運営できなくなってしまえば、結果的に患者に大きな不利益をもたらすことになります。特に看護管理者にはこの点を押さえて欲しいと思っています。そのため、自分が部長に就任した際に、経営の視点を持つ看護管理者を育成しようと考え、そうした教育をスタートさせました。

看護師長候補者への教育と研修

すでに看護師長になっている人へのフォローアップ研修も行っています。当院の教育の特徴と言えるのが、看護師長候補者に対しての研修だと考えています。これは、近い将来に訪れる看護管理者の世代交代への対策としても重要なものです。

例として、今年度の「看護師長候補者研修企画」の一部を紹介します。

目的は、「看護部の運営方針に基づく看護師長が行う看護単位の管理を実践するに当たり必要な能力について理解することができる」というもので、対象は、先述のとおりこの年に看護師長となる候補者、研修期間は 12 月から翌年 3 月末までの 4 カ月間となっています。
具体的な目標は、**表 2-1** のとおりです。

表2-1 看護師長候補者研修の目標

1. 組織内の看護師長としての役割を認識し、理解することができる。
2. 管理者として必要とされる責任と権限について考えることができる。
3. 看護単位のミドルマネジメントをしていく上で、必要とされる病院経営について考えることができる。
4. 運営していく部署の環境（施設、安全、情報、サービス、アウトカムなど看護業務を行う環境）について考えることができる。

看護師長になったからといって、いきなり職責にふさわしい行動ができるようになるわけではありません。新しいキャリア・ステージに遭遇する際には、自身の心と必要な知識の準備をすることで、スムーズにキャリア・ステージの受け入れができるようになるものです。

キャリア発達理論の一つに、ニコルソンのトランシジョン・サイクルモデルというものがあります。[2] これは、昇進や異動の度に 4 つの段階（Ⅰ準備、Ⅱ遭遇、Ⅲ調整、Ⅳ安定）を繰り返しながら、らせん的に上昇していくという考えです。副看護師長から看護師長になる際にも、このサイクルを経ることになりますから、各段階で必要な支援を行うことで成長を促し、順調なキャリア発達をサポートできると考えました。

次に看護師長の選考方法についてのお話をしますと、当院では、師長会で議論しながら、看護師長候補者を選考します。選ばれた看護師長候補者に対しては、11 月に部長である私が面談し、師長候補であることを伝え、話し合いを行います。これは上記のトランシジョン・サイクルに当てはめれば準備段階となるでしょう。この面談にあたっては、**表 2-2** のような面談シートを使用します。

表2-2 看護師長候補の面談シート

面談シート　部署名　　　　　　氏名

1．現状分析

医療政策の視点で、「地域」「病院」「自部署」について、現状を分析して下さい。

地域	
病院	
部署	

2．課題の抽出

①現状分析から「病院」「自部署」の課題を抽出して下さい。

病院	
部署	

②病院の課題と部門の課題の望まれる解決策

病院	
部署	

3．自己分析

①自分の強みについて「知識」「経験」「その他」の視点で、分析して下さい。

箇条書きで思いつくままに書く。

知識	
経験	
その他	

②自分の弱みについて「知識」「経験」「その他」の視点で、分析して下さい。

箇条書きで思いつくままに書く。

知識	
経験	
その他	

4. 自己の強みを生かし病院に貢献できること、弱みを克服する計画

強み	
弱み	

面談シートで自らを俯瞰して見る

このシートの特徴と言えるのが、現状分析と課題の抽出という欄があることです。地域、病院、部署について考えもらうことで、目先の仕事だけでなく、自分の役割を俯瞰してみるという経験をすることができます。普段の業務では意識することはあまりないでしょうが、当院は国立大学病院であり、診療、教育、研究を通じて社会に貢献するという役割があります。また、当院のある名古屋市内には、大きな病院がいくつもあります。そうした地域で当院は、そして自分の所属する部署はどのような機能を果たしているのか、また、名古屋市の人口動態といったデータもあわせて考えることで、これまでは考えてもみなかったような課題が見えてきます。

もちろん副看護師長という立場ですから、見えてきた課題に対して、すぐに行動を起こすことは難しいのですが、あるべき姿がどういうもので、現実と比べてどのようなギャップがあるのかということが理解できます。

なお、こうした分析にあたっては、情報を補足する資料として看護部 BSC を活用できます。具体的には、資料としても使うため、国立大学病院の特徴、求められる役割、なかでも当院の特色、患者の特徴さらには看護部の年齢構成比、育児短時間勤務制度の取得状況、あるいは認定看護師、特定行為研修修了者の不足数といった経営指標や働きやすさに関わる数値なども整理してスタッフに周知しています。

看護師長候補者に求められるもの

看護師長への準備段階を説明したところで、当院が看護師長に求める役割について紹介したいと思います。

看護師長に求められる人材像は、下記の通りです。

> 変化する医療・看護の中で、時代の変化に対応できる柔軟な思考と職務への責任を保つことが必要である。また、顧客のニーズが多様化している中で、看護管理者に求められるのは、変化に対応できることである。看護師長はその変化するプロセスでリーダーシップを発揮できる人材となる。

具体的な要件が**表 2-3**、必要な能力と考えるものが**表 2-4** となります。

表2-3　看護師長の要件

項目	
①組織の一員であることがこれまでの組織活動を通して身についている。	人間的要素 ※リーダーにはメンバーとの感情レベルのつながりも求められる。
②学んだ知識を身につけていくことができる。	
③マネジメント能力がある。	リーダーとしての要素 ※リーダーとしてあらゆる仕事をうまく処理できるか否かを決める要素
④変化していくことができる。	
⑤その人と仕事をしたいと周囲が思える。	
⑥明るい雰囲気を持っている。	

表2-4　看護師長に必要な能力

①看護師長の看護観を明確にし、伝達する。
②患者が満足する看護サービスが提供できるように組織化する。
③環境変化に柔軟に対応し、上司への改革の提案、部署の変革を推進していく。
④24 時間最良の看護ができるようにスタッフを育成・活用する。
⑤上司、同僚、スタッフや他部門との協調を図り、チーム力の向上を推進する。
⑥経営的視点を持ち、業務の効率化を図る。

表2-4 を見ると、完璧な人物像を求めているように感じる向きもあるかもしれませんが、多様性が言われている時代でもあり、弱いところを克服するよりも、多様性を認めて、良いところ・得意なところを伸ばすべきだと考えています。

先に紹介した面談シートでは、「弱みを克服する計画」を記入してもらう欄もありますが、今はチーム医療の時代でもあり、たとえば A さんが弱い部分は B さんが得意といったように看護部の豊富な人材があれば、多少の弱点があってもチームとして成立します。弱み克服に注力するのではなく、自分がいるポジションで強みを活かしてどのような役割を果たすかを考えてもらうことを大切にしています。

さて、話が回り道をしてしまいましたが、主題である看護師長候補者研修企画の内容について紹介したいと思います。研修の具体的内容は**表 2-5** となります。

表2-5 看護師長候補者研修（一部抜粋）

目標	行動目標（＊ねらい）	実施内容
1．組織内の看護師長としての役割を認識、理解する	1．看護部の理念や方針を理解することができる 2．看護師長の役割について理解できる ＊病院の中での看護部の位置、組織の中での役割を理解する ＊看護部のビジョンを理解する ＊看護部の期待する師長の役割を理解する	講義１：看護管理 ・看護部の方針 ・看護サービスについて ・看護部の BSC について
2．管理者として必要とされる責任と権限について考えることができる	1．看護管理業務を実行し、夜間の看護部長代行について理解できる ＊管理者に必要とされる責任と権限について考えることができる ＊看護部長の代行として夜間の看護管理について理解する	実践１：看護管理研修 ・シャドウとして夜間管理を経験 【資料１】
3．看護単位のミドルマネジメントをしていく上で必要とされる病院経営について考えることができる	1．看護管理者として病院経営に参画するための必要な知識を理解できる 2．看護サービスが病院経営にどのように関わっているのか理解できる ＊経営的視点を身につける ＊看護の経済性について考えることができる	講義２：病院経営 ・経営指標（稼働率・在院日数・回転率）について ・DPC の考え方 ・２年おきの診療報酬の改定について ・看護加算について
4．運営していく部署の環境（施設、安全、情報、サービス、アウトカムなど看護業務を行う環境）について考えることができる	1．師長業務を実行し、看護師長の役割について理解できる ＊看護師長のマネジメントの視点について理解する ＊病棟における看護の質管理について理解する	実践２：看護師長研修 師長にシャドウとして病棟管理を経験する（日勤業務） ・安全管理 ・健康管理 ・看護の質について（アウトカム） 【資料２】
5．自己の傾向を知りマネジメント能力を高める	1．自己分析を行い、自己のあるべき姿を抽出することができる ＊「ナースのための管理指標 MaIN」を用いて、計画・動機づけ・教育・コミュニケーション・組織・アウトカムの６項目について自己評価を行い、レーダーチャートから自分の課題を確認する ＊マネジメントラダーⅢ（新師長）で自己評価を行い、自分の強み・弱みを理解する 2．リフレクションで自己の管理方法（副師長）について振り返ることができる ＊看護師長を目指す副看護師長としてのリーダーシップを振り返ることができる ＊リーダーとしてのあり方を振り返る	実践３：自己評価 ・「ナースのための管理指標 MaIN２」を用いて自己評価を行う ・マネジメントラダーⅢ（新師長）で自己評価を行う 【資料３】 実践４：リフレクション ・他の管理者の経験を共有することで、管理的な視点を広げる ・自分の問題解決や管理方法の傾向を知る ・自分の価値や看護観について知る 【資料４】

表中では割愛していますが、講義は看護部以外の他部署に講師を依頼することもあり、例えば講義2の病院経営などは、事務部の経営分析係に講師を務めてもらっています。テーマによって、そうした分野に強い部署の力を借りています。院内で協力して、次世代の管理職を育成するのも重要なことだと思います。

実施内容の列の実践には資料1～4とありますが、講義だけでなく、実際に体験してもらうことも重視しています。赤字で示した【資料2】とは、**表2-6**のシートであり、このように何を学習するのかを明確にし、また、振り返りも行うなど、学びを深めるための工夫を講じています。

表2-6 資料2：師長候補のシャドー研修シート

資料 2

令和４年度　師長候補研修　看護管理シャドー研修について

研修者名（　　　　　　　　　　　　　　　　　　）

1．研修目的
　1）すぐれた師長のマネジメントの実際や備えるべき資質・要件について学ぶ。
　2）看護管理者のロールモデルを通して、看護管理の今後のあり方を学ぶ。

2．研修日時
　1）実習日：令和　年　月（　　　）日
　2）実習時間：（　　）時（　　）分～（　　）時（　　）分

3．研修場所
　（　　　　）病棟
　師長名（　　　　　　　　　）

4．管理者となるにあたり学びたいこと（＊シャドー研修で何が確認したいのか明確にします）

5．実習目的と内容（＊当日までにプランを立てて、看護部を通して研修場所の師長に提出）

6．終了後の振り返り（*研修参加後２週間以内に、振り返り・学べたこと、今後取り組むべき課題についてまとめて、看護部教育副部長に提出する）

４カ月の研修で管理者になる覚悟を育てる

先述のように看護師長候補者研修の期間は約４カ月です。もちろんこの研修を受ければ即座に優れた看護師長になれるというわけではないので、その後のフォローアップ研修や、月に１回以上開催している看護師長同士によるグループワークでのリフレクションなどがあります。また、日々の困りごとなどは、担当副部長や相談役師長に話せる体制を作っています。相談役師長とは、文字通り相談を聞く係の師長で、就任して２～３年目の若手師長にこの役目を担ってもらっています。若手ですので、新人師長の思いが理解しやすいというメリットがあります。あまりに経験年数が違うと、同じような目線で考えることが難しくなってしまうので、感覚が共有できる若手でサポートするようにしています。

このサポート体制はグループ単位で作っており、当看護部は副部長が７名いるため、各グループに副部長を入れて７グループとしています。１グループは約５名ほどからなり、リーダー、サブリーダーを決めているほか、相談役師長も各グループに１名配置しています。

管理者教育はスタートが大切

師長候補者研修を実施するようになって感じるのが、早い段階で管理者になる覚悟をもってもらうことの大切さです。マネジメントに対しての積極性が育ちやすいように感じています。また、４カ月という研修期間も、ちょうどよいと考えています。これが一年も続いてしまうと、中だるみして、どうしても目先の仕事を片づけることに気持ちがいってしまいます。４カ月という短い時間に集中的に研修を行うことで、「自分は管理者になるんだ」という覚悟が候補者の胸の内に育っていくのが実感できます。私が退職を迎えるころには、今、育成している管理者候補や管理者が看護部の中核を担っているはずです。目先の仕事だけでなく、看護部全体、病院全体を俯瞰でき、世の中の変化にしなやかに対応できる人材が育つことを願っています。

看護部の収益性を高めるには、優秀な看護管理者の存在が欠かせません。たとえば、コロナ禍では収益が悪化した病院も多くあります。しかし、当院は、新型コロナ患者の受け入れ人数は、全国立大学病院のなかでもトップクラスであり、その結果、社会貢献しつつ経営に参画することができました。これだけの新型コロナ患者を受け入れることができたのは、看護管理者の意識が大きかったと考えています。また、コロナ禍であっても退職者が少なかったのも管理者の力が大きかったと思います。管理者がしっかりとスタッフを支えてくれたおかげで、厳しい時期を乗り越えることができたと考えています。

このように、看護師長をきちんと育成することができれば、看護師長はスタッフを教育してくれますから、自然とケアの質があがり、それは病院の利益につながるわけです。

病院は非営利組織だから利益を追求してはいけないと、漠然と考えている看護管理者に会うこともありますが、利益を出さないと組織は存続できません。病院がなくなってしまえば不利益を被るのは患者さんです。きちんと利益を出すことの大切さを、看護管理者は押さえておく必要があります。利益が出れば看護師の教育に使うこともできます。教育にはお金がかかるものです。看護部が経営に貢献できていないと、教育にお金を出してくださいと言いにくくなります。そうした意味でも、看護部が経営に貢献するのは大切です。利益を上げ、人材育成のコストを確保し、優れた人材で病院という組織を存続できるようにしていく。看護管理者には、ぜひ、こうした視点をもってもらいたいと願っています。

🕮 引用・参考文献

1) 小寺俊樹ほか．医療法人の経営状態と機能的側面からみた医療の質との関係―愛知県の病院機能評価認定病院を対象にして―．日本医療・病院管理学会誌．50（4）．2013，265-274．

2) Nicholson, N. and West, M., Managerial Job Change: Men And Women In Transition. 1988. Cambridge: Cambridge University Press.

Chapter 4

③特定行為研修修了看護師の活用

鹿児島大学病院　看護師特定行為研修センター主任
福元 幸志
鹿児島大学病院　看護師特定行為研修センター
岸良 達也

修了生が活動できる枠組みをつくる

医師の働き方改革が進められるなか、医師から他職種へのタスク・シェア／タスク・シフティングにおいて重要な役割を担うことが期待されているのが特定行為研修を終了した看護師です。しかし、特定行為研修修了看護師（以下、特定看護師）の人数がまだ少ないこともあり、せっかくの特定看護師の知識やスキルを活かせていない病院も少なくないようです。本稿では、当院における特定看護師の活動と、その活動が病院経営にもたらすメリットについて考えていきたいと思います。

2015 年 10 月、特定行為に係る看護師の研修制度が開始されました。当時の集中治療科の教授が、当院でも特定看護師育成を始めようと病院に要望し、病院長、看護部長の協力を得て、育成に取り組むこととなりました。2016 年 8 月には、指定研修機関の認定も受けたこともあり、今後増えてくる特定看護師をどう活動させていくかが議論されるようになりました。

まずは活動をするための枠組みをつくろうと、もともと NP コースを修了し、特定行為研修も修了していた筆者（福元）も参加する形で、当時の看護部長と相談し、まず、院内に看護師特定行為委員会を立ち上げました。委員会の役目は特定看護師にかかわるさまざまな事柄を決めていくことで、さらに委員会に付属する形で看護師特定行為実務者会議も立ち上げました。

看護師特定行為委員会は、先述のように特定看護師にかかわる事柄を検討し、結論を病院執行部に提案することが主な役割で、看護師特定行為実務者会議は、特定看護師にかかわる現場で生じている課題を拾い上げ、委員会に問題提起をすることが目的となります。看護師特定行為実務者会議が拾ってきた課題に対しての解決案・対応策を看護師特定行為委員会で検討して提案という形にし、それを病院執行部に投げかけるわけです。

こうしたシステムを最初につくった理由は、特定行為研修は修了すれば、「じゃあ実践してください」というわけにはいかないからです。特定行為は、医師が看護師に診療の補助を行わせるものであって、診療の補助の内容、対象となる患者、病状の範囲など適用の範囲を手順書で定める必要があります。修了しただけでは、なにをすればいいのか、どう動けばいいのかなどが、わかりません。そのため、特定行為看護師を活用するためには、それぞれの病院で活動するための枠組みを整備することが必須です。枠組みづくりで苦労することもありましたが、幸い当院は、病院長や看護部長に理解があり、活動しやすいように動いてくれたこともあり、比較的スムーズに動き出せたと思っています。

看護師特定行為研修センターの活動内容

特定看護師育成の取り組みをスタートして 2017 年 3 月には最初の修了生が生まれ、2018 年には具体的な活動ができるようになってきました。当院の特定看護師の育成や活動は、看護師特定行為研修センターが主に担っており、センターの役割は、大きく以下の３つに分けられます。

1.指定研修機関として外部や院内の受講生に対する講義や指導
2.特定行為の体制整備
3.院内のラウンド（特定行為実践）

このほか、目下取り組んでいることとして、手術室に配属された術中麻酔管理領域パッケージを修了した３名の特定行為看護師の活動の枠組みづくりがあります。本格的な活動は一年後ぐらいになるかと思いますが、そこに向けて活動の基盤構築に修了生と一緒に取り組んでいます。

特定行為研修センターには３名が所属しており、研修担当専属が１名、院内ラウンド専属が１名、もう１名は両方を担当するという形で、要するに研修担当 1.5 名、院内ラウンド 1.5 名で活動しています。

図3-1　看護師特定行為研修センターのスタッフ

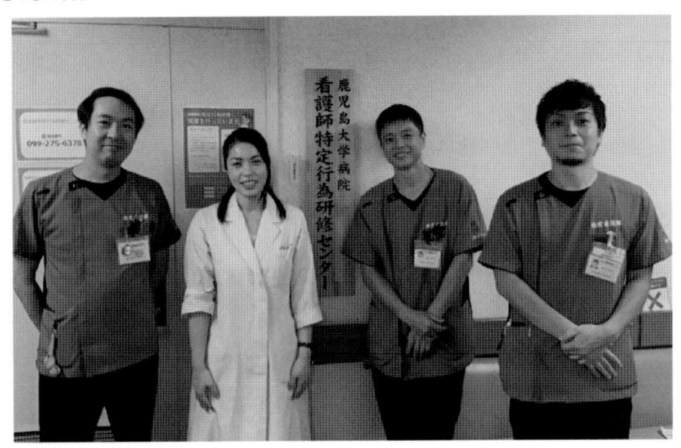

事務スタッフと一緒に

院内での活動

院内での活動は、これまで医師が行っていた PICC（Peripherally Inserted Central Venous Catheter：末梢挿入式中心静脈カテーテル）の挿入や、人工呼吸器の設定、ウィーニングなどを代わって行うほか、主治医が考える治療方針に対して補助できることを行ったり・考えたり、あるいは、集中治療室を退出した後の患者さんや、重症一歩手前の患者さんなどを訪問し観察・ケアを行います。そのなかで、呼吸器装着患者さんや、呼吸器をつけていなくても状態が不安定な患者さんに対しては、担当の看護師に気をつけることなどを伝えたりします。
こうした活動のほか、病棟から「この患者さんがちょっと心配で…」といった連絡にも対応しています。
看護師からは、医師よりも気軽に相談できる、ささいなこと、ちょっとした疑問でも相談しやすいといった声を、また医師からは、これまで自分たちが行っていた業務を担ってくれてありがたいといった声を聞きます。こうした声をいただくと、医師の負担軽減が実現できていること、また、看護師のサポートとして役立てていることを実感します。

特定看護師を活かすには

現在、病棟で活動しているのは前述の特定行為研修センターに所属の1.5名のほか、10名ほどの研修修了生です。研修を修了した特定看護師は、それぞれの病棟での通常業務に従事しながら、特定行為の対象となる患者さんがいれば必要な特定行為を行うといった活動にとどまっているのが現状です。やはり、自分の担当患者だけでも忙しいため、せっかく研修を修了してもなかなか活かすチャンスがありません。
一方で、特定行為研修を修了した認定看護師も活動しており、現在は、糖尿病の認定看護師と皮膚排泄ケア、クリティカルケアの認定看護師、手術看護認定看護師の４名がいます。こちらは、認定看護師としてのもともとの活動に上乗せする形で動くことができるため、特に皮膚排泄ケアと糖尿病の認定看護師は、実践のなかで、糖尿病患者さんに対してはインスリンの調整など、皮膚排泄ケアはデブリードマンや陰圧閉鎖療法など、もともとの業務に組み合わせて、うまく実践できているように思います。
もともと認定看護師として活動していた人と病棟で業務をしていた看護師では、基盤となる業務形態が異なるため、病棟業務と特定行為の実践を組み合わせることの難しさを感じます。

組織の協力は必須

今述べたように、普段の業務も行いつつだと、なかなか特定行為を実践するのが難しいというのが現実です。将来的には、病棟で働く看護師が病院業務の中で特定行為を実践できるのが理想ですが、そのためには組織、所属する部署の協力体制が必須だと考えます。
当院の事例ですが、集中治療室に配属されている特定看護師の特定行為実践が、ほぼゼロというケースがありました。通常業務があるため、実践数が少なくなるのは当然ですが、もう少し実践数を増やせないかと看護部長から看護師長に相談されました。そこで看護師長から、実践する可能性が高い曜日に勤務日をもってくる、特定行為が必要な患者さんを受け持ちできるよう采配するといった提案をいただきました。そうした配慮をしていただいた結果、劇的に実践数が上がったということがありました。
お膳立てをしてもらえれば、あとは実践するだけですので、実践数が増えるのは当たり前と言えば当たり前ですが、それだけ管理者の意識が実践数を左右するということです。管理者が特定看護師を活用しようという意識をもつだけで、実践のしやすさは大きく変わるはずです。

ただ、特定行為研修センターの院内活動で述べたように、現状では特定行為を行う機会が特別に多いわけではありません。むしろ、観察項目はどこかなど、患者さんと接するうえでの注意点を説明したりといったことのほうが多くなっています。ですから、特定行為をどう実践してもらうかばかりを考えずに、まずはそうした知識を活かせるような場づくりから始めると、環境整備がしやすいかもしれません。

理想としては、一勤務帯に特定行為看護師が１人はいるような状況になってほしいと願っています。誰かに頼めば指示がとおるようにしておけば、医師も指示が出しやすくなりますし、また、働いている看護師にとっても、今日は特定行為ができる人がどこそこの病棟にいると思えば、安心できるのではないでしょうか。残念ながら、まだそうした理想には届いていませんが、先に述べたように病棟師長が活動しやすい場を整えてくれるだけでもだいぶ変わってくると思います。

最終的には、手順書に基づいたオーダーをどうするか、処方をどんな形で行うかなど、既存の電子カルテにどう入れ込んでいくかなど、組織としてシステムのあり方を考える必要がありますが、まずは、各診療科医師と看護師に特定看護師の役割の理解と活動へのサポートをお願いしたいところです。

なお、特定行為は医師の働き方改革とセットで語られることが多いので、医師で反対する人はほとんどいません。むしろ、看護師のほうが特定看護師が自分たちにもたらすメリットを理解していないように感じます。特定看護師は、医師が診断や治療を決定する思考プロセスである臨床推論の視点を学びますので、深く患者のアセスメントをすることができ、これは急変の察知などにつながります。急変の予防は看護師、そして患者さんにとって大きなメリットであることは言うまでもないでしょう。また、医師が忙しくてなかなかつかまらず、ドレーンやCV（Central Vein：中心静脈）が抜けずに離床が進まないといったこともよくあります。特定看護師はこうしたことにすぐに対応できますので、このようなメリットがあることもぜひ知って欲しいと思っています。

病院の利益への貢献

さて、本稿の主題の一つでもある、特定看護師による病院の利益への貢献ですが、貢献できている実感はありますが、根拠を数字として出しにくいのが悩ましいところです。

たとえば、医師のかわりにPICCを挿入したり、人工呼吸器の設定を変更したり、ウィーニングしたりといったことは、手術の片手間にできることではありません。これらを特定看護師が代替して行うことで、医師はより報酬単価のたかい手術に時間を割くことができ、また、きたるべき働き方改革に向けて、医師の業務時間を減らすこともできているのは事実です。

また、病棟看護師から苦しそうな呼吸をしている患者さんがいるので見て欲しいとの連絡を受けて行ってみると、ゼーゼーと荒い息をしており、体重の増加も見られる。これはあやしいとエコー検査をしてみると、心臓がほとんど動いていないような状態だったということがありました。すぐに集中治療室に搬送し事なきを得ましたが、未然に防ぐことができていなければ、おそらくは心停止となって現場は対応に追われていたはずです。ここまで極端な例は少ないものの、特定看護師が入ることで未然に防げたという事例は少なからずあります。防げていなかったら、おそらく緊急的かつ集中的に投入していたであろう人的、物的コストは削減できたわけです。このように数字で評価することが難しく、目にも見えにくい部分ではありますが、特定看護師は日々、経営に貢献しているはずです。

特定看護師の役割を理解してもらうには

最後に、特定看護師の役割を理解してもらえない、活用してもらえないと悩んでいる方へのアドバイスを述べたいと思います。

先に述べたように、働き方改革があるため、医師は特定看護師のメリットを理解してくれることが多いですが、看護師もそうとは言いきれません。そのため、特定行為研修センターが発足した当初は、営業スタッフのように各病棟を回って、顔を覚えてもらうことに専念しました。「誰？」と言われながら、こんなことができますのでなにかあれば呼んでくださいと伝えて回ることを、けっこう長い期間行いました。回りはじめてしばらくは連絡はきませんでしたが、一度、利用してくれると、一気に依頼が増えていきました。有用性を示すことができれば、依頼は確実に増えていきます。また、すぐに利用にはいたらなくても、何度も顔を出すことで覚えてもらえると、立ち話のなかで、こんなことができますよと伝えたことがきっかけで依頼につながったこともあります。地道ではありますが、まず、顔の見える関係性をつくるのが大切で、日々の活動のなかで周知していくのが、結局は早道だと思います。現在は、特定行為以外の依頼も含めてとなりますが、一日に４～５件の依頼をいただくようになっています。

*

現在は、院内でも一定の認知度を得ることができ、依頼数も安定してきましたが、今後は役割をより認知してもらい、活動の場を増やしていくことを目標としています。それとともに、まだ活用しきれていない、病棟にいる特定看護師の活動の場を広げ、一緒により経営に貢献していきたい、そう考えています。

Chapter 4

④夜間の看護補助者の業務改善の取り組み
＋看護補助者の協働体制の推進
――生活援助に係る体制を作る

鹿児島大学病院　副看護部長
福田 ゆかり
鹿児島大学病院　看護師長
山口 雪子

SNA（Student Nursing Assistant）と呼ぶ学生看護補助者の採用

鹿児島大学病院では、2020年2月からSNA（Student Nursing Assistant：学生看護補助者）を採用しています。2022年9月現在、49名が働いており、随時募集を続けています。参考までに、鹿児島大学の医学部・歯学部生に向けて発信している募集要項をまずは紹介します（**図4-1**）。

鹿児島大学の医学部には、医学科と保健学科があり、保健学科には、看護学専攻、理学療法学専攻、作業療法学専攻あります。学生看護補助者の中心は、保健学科の看護学専攻学生の2年生以上です。医師を目指す医学科の学生や、保健学科の作業療法学専攻の学生も、学生看護補助者として働いています。また、鹿児島大学以外の学生については、大学や短大の看護学科、および、看護学校の学生を対象に募集しています。

図4-1　学生看護補助者募集要項

鹿児島大学病院　アルバイト
学生看護補助者（SNA）募集要項

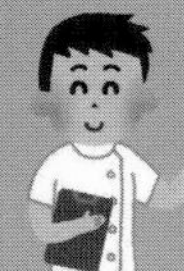

＜鹿児島大学　医学部生・歯学部生（２年生以上）＞

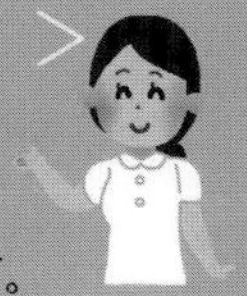

鹿児島大学病院では、夜間の看護ケア充実を目指して、
SNA（Student　Nursing　Assistant：学生看護補助者）を募集します。

○勤務場所：大学病院内の一般病棟
○業務内容：看護補助業務
具体的には、病室内の環境整備、配膳・下膳、患者さんの見守り、
患者さんの移送等を看護師の指示の下で行います。
○勤務時間：16：00～22：00　のうち　3～5時間/日
※週に１～４日間程度
※休日の希望は可能ですが、勤務日はシフト制です。
毎月、事前に希望を伺いスケジュールを決定します。 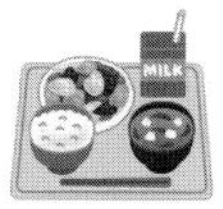
○給　　与：時給 1,000 円～
○応募資格：①鹿児島大学医学部または歯学部の学生（２年生以上）であること
②心身ともに健康であること
③患者さんへの対応マナーが適切にできること
④医療スタッフと良好なコミュニケーションがとれること
○応募書類：履歴書（A４用紙、所定様式有）
○応募締切：随時募集
○選考方法：書類選考、面接試験
（面接日時については追って連絡します）
○そ の 他：入職時に所定の研修受講（２時間程度）が必須です。
採用の場合は、健康診断書・抗体検査結果の提出が必須です。
○募集要項、履歴書様式は鹿児島大学病院ホームページ採用情報に掲載しています。

夜間急性期看護補助体制加算の取得のために学生看護補助者を募る

多くの医療機関で取り組んでいることだとは思いますが、SNA を募集した最大の理由は、夜間急性期看護補助体制加算における 100 対 1 配置の要件を満たすためでした。

従来の看護補助者（当院では看護助手と呼んでいます）はなかなか増えず、同補助者だけでは、加算の要件を満たすことが難しい現状でした。そこで、学生のアルバイトに看護補助者の仕事を担ってもらう必要がありました。

主な募集の方法は、学内にポスターを貼ったり、説明に行ったり、病院の HP に募集要項等を掲載したりなどですが、最近では口コミによる応募も増えています。

コロナ禍において、医学部・歯学部の学生が飲食店でのアルバイトを禁止されたこともあり、比較的順調な応募がありました。ただ、新型コロナウイルス感染症の感染が沈静化し、飲食店でのアルバイトが解禁されると、より給料の高いアルバイトにシフトしてしまうことも考えられます。

今では、加算の要件を満たすためだけではなく、当病院にとっては、SNA はなくてはならない貴重な戦力となっており、賃金をアップしたり、広報をさらに積極的に行ったりするなどして、戦力の維持・増強を図る予定です。

学生にとってのメリット

貴重な戦力としての SNA の話をする前に、学生側のメリットを紹介します。アルバイトによる賃金収入は、もちろん大きなメリットですが、それと同時に、他のバイトでは体験できない、医療現場で働くことのメリットを５つ挙げていきます。

①かけがえのない臨床現場を体験できる

コロナ禍で、この２年間は病院での実習がほとんどできませんでした。「現場を体験したい」「患者さんに接してみたい」は、学生たちの切実な願いです。臨床現場に出ることでしか得られないものは少なくありません。SNA として働くことは、コロナ禍においては、唯一ともいえる臨床現場体験の機会となります。

②国家試験の対策となる

看護師国家試験には、「状況設定問題」があります。状況設定問題は、臨床現場をイメージすることが要求される応用問題であり、これにはやはり実習の経験が生きてきます。しかし、病院実習をまったくできなかった学生も多く、なかには、「お金を稼ぎながら国試対策ができる」と応募する学生もいるようです。

③未来の職場を体験できる

病院へ就職を志望する学生にとっては、仕事の内容、職場の雰囲気、働きやすさ、自分の適性などを疑似体験することができます。看護師と看護補助者では、仕事の内容は異なりますが、特に職場風土を肌で感じることができることは、将来の進路を決定するうえで、大切な経験となるはずです。

④就職試験に有利に働く

病院でのアルバイト経験は、就職試験の面接官に好印象を与えるかもしれません。

⑤看護師の仕事を見るいい機会になる

前述しましたが、SNAには、将来、医師、歯科医、セラピストを志望する学生たちもいます。そんな学生にとって、看護師の仕事を内部から見るいい機会になるはずです。

タスク・シフト／シェアに貢献

看護師と看護補助者との間で行われるタスク・シフト／シェアは、看護師が看護の専門性を発揮するために、積極的に進めるべきテーマです。その看護補助者に学生が加わり手厚くなることで、タスク・シフト／シェアの実効性が高まります。

SNAの勤務時間は、16時から22時までの間の3～5時間です。短時間で、業務の範囲は限られますが、夕食の介助、口腔ケア、配膳下膳、お茶配り、環境整備などの生活援助、貴重な戦力になってくれます。

それだけではありません。人数が限られる夜間勤務の看護師からすれば、ナースコールに出る、面会者への対応、物品を補充してもらう、物を揃えるなど、細々とした業務を依頼できるので、とてもありがたい存在です。また、看護師2人で介助していた体位交換やおむつ交換などは、看護師1名とSNAが実施することで、もう1人の看護師は他の患者のケアを行うことができます。

看護補助者間の役割分担・協働

従来の看護補助者（以下、看護助手）とSNAが、同じ勤務帯にまったく同じ業務を行うのは効率性に欠けます。そこで、安心・安全で効率的なケアを念頭に置きながら、業務分担を進める必要があります。ただし、当院では、一律で業務の割り振りを標準化しているわけではありません。病棟ごとに業務の性質が違う点を考慮し、病棟それぞれで、看護助手とSNAの業務分担を検討しています。

同時に、SNAに新しく分担する場合、その業務を教える時間帯も調整が必要です。多くのSNAが日勤の看護師がいない時間でのシフト開始となるため、日勤の看護師がSNAに新しい業務を教えることができません。可能な範囲でシフト開始時間を早めの時間に変更してもらい、夜勤の看護師ではなく、日勤の看護師が新しい業務を教えられるように工夫しています。

そのほか、ベテランの看護助手が教えられる業務については、最終的に看護師がチェックするものとして、指導係を看護助手に積極的に委譲していきました。同じ看護助手として、SNAを大事に育てている光景をよく目にするようになり、最近では、少しずつ看護助手とSNAの協働体制が整ってきていると感じています。また、夜間勤務するSNAが人員的に充足し、実施できる看護補助業務が増えることで、夜間に働いていた看護助手の一部を昼間の勤務へシフトできるようになります。そして、昼間の忙しい時間帯に一人でも多くの看護助手が勤務することで、看護師の業務負担の軽減、看護師本来の専門的な業務に専念できるようになります。看護助手とSNAの協働は、看護師のマンパワー不足を補いつつ、良い循環を生み出すことにもつながっていきます。

SNAの受け入れと課題

SNAの勤務初日には、副看護部長がオリエンテーションを行います。スタッフの一員としての姿勢や職場のルールなどは、講義。車椅子の移動や移乗の方法、配膳下膳の仕方、口腔ケアや入れ歯の取扱いなど、生活援助に関する基本的なケアについては、演習を行います。

課題は、看護部の教育カリキュラムに学生教育を組み込めていないことです。主たる勤務が夜勤帯に当たるため、看護部の教育担当が体系的に教育を行うことができないのがその理由です。

SNAの業務サポートシステムが未整備であることも課題です。学生は学業の都合などで急に休むことがあり、穴埋めを看護師や従来の看護助手が行うと業務に支障が出ることがあります。その解決策としては、SNAをグループ化する仕組みを検討中です。

もう一つの課題は「記録」です。現在、日本看護協会の『看護チームにおける看護師・准看護師及び看護補助者の業務のあり方に関するガイドライン及び活用ガイド』に基づいて、看護助手の記録の整備を進めていますが、SNAまではなかなか手が回らないのが実情です。

看護助手とも経営目標等を共有

ここからは、看護助手に対する取り組みの一例ですが、当院では看護助手と看護管理者との面談や話し合いを通じて、病院理念や基本方針はもとより、経営に関する考え方や看護部の方針などを共有しています。たとえば、病床稼働率や在院日数といった経営目標に対しては、患者に比較的短い期間、ある程度決められた日数で退院してもらうことの意義、頻繁に行う部屋移動、重症室や差額ベッド室の運用についてなどを説明します。看護助手の質問に応えながら、病院経営への理解を促し、目標等の共有を行っています。

面談や話し合いの頻度は、病棟ごとに異なりますが、看護師長が年度始め、中間、年度終わりに年3回面談するほか、病棟の業務改善について、看護助手と話し合う時間を、毎月、設けています。

こうした面談や話し合いを通じ、日々の業務に必要な情報共有を行い、さらには、働きやすい職場にするための意見交換を行います。もちろん、日々の看護補助業務への感謝の気持ちも丁寧に伝えています。

看護助手の人事異動を開始

当院では、2021年度より看護助手の配置換えを開始しました。これまで、看護助手が他病棟の応援に行くことがあっても、人事異動は行っていませんでした。しかし、いろいろなところで働ける専門職に育ってもらうために、専門職としての自覚をもってもらうために、さらには、病棟間の風通しを良くするために、人事異動を始めました。

看護助手の配置換えにあたっては、事前に看護部長が看護助手と1対1の面談を行います。病棟ではなかなか言えないことを気兼ねなく話してもらったり、看護部長として、俯瞰的な立場で、人事異動も視野に入れて面談を行っています。また、部長面談は、人事異動の協力を請う目的もありました。

蛇足かもしれませんが、看護部長面談ともなると緊張するものですが、看護助手には、院内や看護部内のヒエラルキーを意識しないという良い意味での新たな発見もありました。

月1回の「看護助手会」

面談や職場単位での話し合いのほか、病棟ごとの看護助手の代表が一堂に会する「看護助手会」も月1回開催しています。時間は30分程度で、働き方や困っていることなどを意見交換します。病棟など部署の目標に関するテーマも多く話され、回を追うごとに看護助手の成長を感じています。また、病棟それぞれの看護助手に対する期待や戦力としての用い方もわかり、看護部として、看護補助者とどのように協働していけばよいのかを考えることができます。

看護補助者研修についてのアンケートを実施

2022年度に「看護補助者の更なる活用に係る評価」として新設された「看護補助体制充実加算」については、同年度の6月から算定しています。同加算の算定に当たっては、看護師長等、病棟の全看護職員（師長等以外）、看護補助者が研修を受講することが義務づけられているのはご存じの通りですが、看護師長と副看護師長に向けては、外部研修の受講のほか、研修用のDVDを独自に作成し、全看護職員に対する院内研修の内容の吟味を行い、実施しました。

また、看護補助者研修については、看護助手へアンケートを実施しており、国が考えている研修内容だけではなく、たとえば、生活援助のスキルアップに資する研修について、「どのようなことを学びたいですか？」といった希望調査を行っています。つまり、看護補助者を「活用される対象」とだけ見なすのではなく、研修や業務に主体的に関わっていけるような風土作りを行っています。そして、将来的には、看護補助者のクリニカルラダーの導入も必要と考えていますが、まだ着手できておらず、今後の大きな課題です。

近い将来の仲間としての学生看護補助者

従来の看護補助者に対して、当院の学生看護補助者の採用の歴史は浅く、また、比較的短時間の勤務で、短期間の採用であるという点から、学生看護補助者に対する体系的な研修やスキルアッププログラムは、まだまだ未整備に近い状況にあります。一方で、近い将来仲間になるかもしれないという大いなる期待感もあります。

実際、看護師のなかに、当院での SNA 経験者が含まれていると、嬉しくなったりもします。私たちの病院でのアルバイト経験を経たうえで、選んだくれたわけなのですから。

採用後には、スタッフとの人間関係ができていることで病棟になじみやすく、そういった意味では入職時のストレスも少ないのではないでしょうか。また、病棟内のルールや構造をよく分かっていること、配膳下膳、食事介助、口腔ケア、車椅子移乗や移動などの基本的な介助がある程度できることは、SNA の経験を生かせるメリットではないでしょうか。

当院の SNA は、将来の看護職、または、医師や歯科医師、セラピストといった医療職を目指す多様な学生で構成されています。このコロナ禍においては、SNA から私たちが逆に元気をもらうことも多くありました。また、看護職員不足に陥った時、縁の下の力持ちとして即戦力となってくれました。医療チームの一員として、学生看護補助者に秘められた可能性はとても大きいのではないかと考えるようになりました。

当院の看護補助者の活用に関しては、まだ多くの課題が残されていますが、今後も看護補助者の業務の改善と、夜間の学生看護補助者の活用に取り組み、看護師と看護補助者の協働を推進していきたいと思います。

Chapter 4

⑤高齢者への看護ケアの質向上が病院の収益性をアップする

医療法人渓仁会　手稲渓仁会病院　副院長兼看護部長
田中 いずみ

患者さんの力を落とさない高齢者ケアの必要性

これからの急性期病院は、高齢患者の割合が右肩あがりで増えていきます。そのため、急性期病院の収益を左右する大きな要素の一つが、高齢者ケアの質だと考えてよいでしょう。ここでは、当院が取り組む、高齢者患者への看護ケアの質向上について紹介したいと思います。

もちろん、収益だけを目的によいケアをするわけではありませんが、適切なケアにより在院日数が適正になれば、なによりも患者さんのためになり、その結果、病院のためにもなるわけです。高齢者ケアに焦点を当て、よりよいケアを目指すことは、患者さん、病院の両方にメリットをもたらすと考えています。

高度急性期病院である当院は手術件数が多く、特に近年は手術の侵襲が低くなり、化学療法も含めて適用が拡大しており、80代、90代の高齢者でも大きな手術をすることが珍しくありません。これが70代の患者さんであればご自分の治癒力での回復が見込めますが、80代以上となると、合併症を持っていることもあり、適切なケアを行わないと体力が落ちてしまい、いったん持っている力が落ちてしまうと、そこから回復するのには時間が必要となります。このような理由からも、質の高い高齢者ケアが鍵になるわけです。

高齢者ケアは、もちろん看護部だけで行うものではありませんが、80代の高齢患者となると、持っている力を落とさないというところでは、やはり、最も長い時間を患者と過ごす看護が主軸となります。患者さん自身が持っている力を落とさないで治療を終えるには、質の向上をなくして実現できません。また、力の回復に時間がかかるということを別の視点でみると、在院日数が延びるということです。読者のみなさんもご存じのように、DPC制度では、平均在院日数が収入の多寡を大きく左右します。いかに平均在院日数を短縮するかが、急性期病院の経営の大きなテーマとなっていると言ってよいでしょう。入院期間Ⅰとなるか入院期間Ⅱとなるか、あるいはⅢになるか期間超えとなるかで収益性が大きく変わります。在院日数は、看護の力だけで短縮できるものではありませんが、日々、患者と接する看護師が提供するケアの質が、非常に大きな影響を与える要素なのはまちがいのないところです。

すなわち病院経営には、適切なケアを提供することにより在院日数を短くすることができれば、全体的なベッド単価が上がるという明快なロジックがあるわけです。DPCの話をすると、利益のために患者を追い出すように誤解される方もいますが、決してそうではありません。

入院生活をしていれば、自分の家に帰りたいという気持ちが起こるのは当然です。特に高齢者では、できるだけ早く住み慣れた自分の家に帰っていただくことが重要です。これを実現するには体力の回復が重要で、看護師が主力となって在院日数を短くすることで体力の低下を防ぐことができます。体力が回復できれば、選択肢も増えます。在院日数の短縮は、なによりも患者にとっても大きなメリットがあることなのです。

地域包括ケアシステムにおいては、高度急性期病院からは転院するイメージがあるかもしれませんが、当院の在宅復帰率は 90%を超えています。残りの約１０%の転院は、脳外科や整形の患者などのリハビリ目的が多くを占めています。また、たとえ転院であったとしても、在宅を見据えて行われる必要があると考えています。特にこれからは高齢者の人数が増えていくわけですから、転院も簡単にはできなくなる可能性もあります。そうしたことも背景に国は在宅へと誘導しているので、今後は、高齢者ケアの質の向上と地域と連携する力、この２つの軸がより重要になってくると思います。

地域と共に医療を育てる

まず、院内に向けては看護師の高齢者ケアの強化を行い、院外では、地域におけるチーム医療を推進しています（**図 5-1**）。

図 5-1　当院における高齢者ケアの質向上の２軸

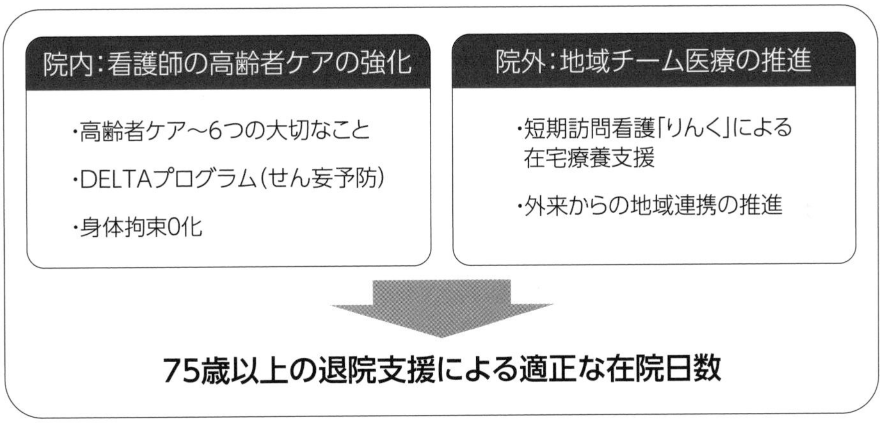

院内：看護師の高齢者ケアの強化
・高齢者ケア～6つの大切なこと
・DELTAプログラム（せん妄予防）
・身体拘束0化

院外：地域チーム医療の推進
・短期訪問看護「りんく」による在宅療養支援
・外来からの地域連携の推進

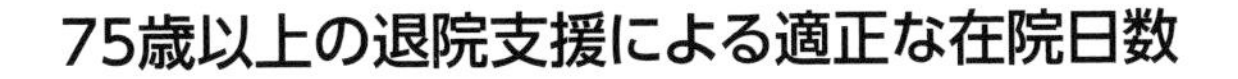

75歳以上の退院支援による適正な在院日数

当院が取り組む、地域のチーム医療推進の鍵であり特徴ともいえるのが、図中にある、2019 年に設置した「短期訪問看護室 りんく」です。

グループ内にも地域にも訪問看護ステーションはありますが、「りんく」は収益を目的に設置したものでありません。急性期で高度な治療をした患者さんは、状態的に、普通の訪問看護ステーションにすぐに受け持ってもらうのは難しいところがあります。医療依存度が高かったり複雑な医療処置が必要だったり、そうした状態像の患者さんは地域の訪問看護に引き継ぐのが難しいので、急性期病院と在宅を直接つなげるため、いわば在宅療養の急性期ともいえる退院したばかりの不安定な時期に１カ月間だけ訪問看護サービスを提供することが目的となります（**図 5-2**）。

図5-2 短期訪問看護室「りんく」の役割

治療を継続する患者を地域の訪問看護ステーションとともに
急性期から地域へ

・在宅移行期の不安定な時期を集中的にサポートする
・医療保険で対応

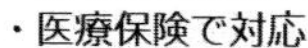

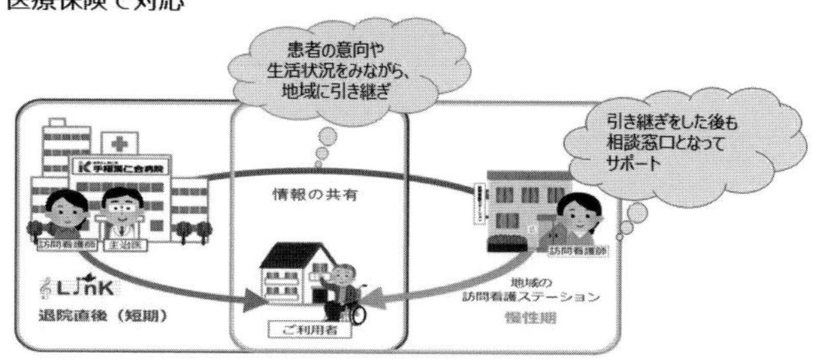

地域の医療・介護の資源を圧迫したくないので、既存の訪問看護ステーションと競合しないように介護保険は使わず、医療保険のみの対応としています。また、主治医は当院の医師のみとなります。あくまでも、不安定な時期をサポートし、地域の在宅チームにソフトランディングするための訪問看護室です。

率直に言えば、経営的な面からは完全にマイナスです。ただ、りんくの存在は、病院と在宅をつなげるのに、大きな力となっていると感じています。在院日数の短縮に大きく力を発揮してくれており、また、医師も積極的に活用してくれています。

急性期病院から在宅療養に移行すると、訪問診療を入れれば主治医が変わることになり、一気に療養環境が変わってしまいます。また、初めて在宅サービスを使う患者・家族は、いろいろな人が自宅に入ってくることに抵抗を感じることも珍しくありません。対して、りんくを活用すれば主治医は変わらず、また、入院中からりんくのスタッフが顔をつなぐこともでき、患者・家族からすれば、自分の状況を把握している見知った看護師が訪問看護サービスを提供してくれるのだから、在宅療養への不安は和らぐのではないでしょうか。

逆紹介を増やす

2022年の診療報酬改定では機能分化が強調されたのは記憶に新しいところですが、以前から高度急性期病院が外来機能を担うのは非効率的と言われ、日常的な病気などは地域の中小病院、診療所へ逆紹介する流れが求められています。医師の働き方改革を進める必要もあいまって、当院も逆紹介を増やし、外来患者は地域の医療機関で診てもらい、難しい手術や治療は当院で担うという形を作っていかなくてはならないと考えています。

たとえば、当院は札幌市内とはいえ中心部から外れているため、近隣に血液内科のあるクリニックがありません。そのため再来の患者さんで混み合うことも珍しくありません。外来では毎回高度な治療をするわけでなく、単に血液像を測定するといった場合もあります。在宅で測定のための採血をしてくれるだけでも、負担はだいぶ変わってきます。地域の医療資源をそれぞれの機能で切り分けて、上手に活用できればとしばしば感じるところです。

経営的にも、高度急性期病院としての役割を果たしていくほうがプラスになるのではないかと考えます。たとえば、看護部だけでみると、「りんく」によるマイナスは大きく見えるかもしれませんが、病院全体の総収入から考えると、大した金額ではありません。そこで小さなプラスを考えるよりも、患者さんをどのように無理なく在宅チームにつなげることができるか、あるいは新規の外来患者の予約枠をきちんと作るほうが重要です。看護部だけでなく、相対的に見て、果たすべき役割とコストのバランスを考える必要があります。

そのためには、地域全体の医療・介護の資源を俯瞰して把握し、自院、また看護部がどのような役割を担っていくのかということを認識しておくことが重要となります。先述の「りんく」を介護保険事業にしなかったのもこうした考えに立ってのものです。自院だけで成長を続けるのは難しいことですから、やはり、地域全体で成長していくことが必要です。地域がつながっていることはコロナ禍で再確認させられたことでもあります。どこかの病院でクラスターが発生して受け入れができなくなれば、そのしわよせで多くの救急車が当院を含めてほかの病院にやってくるといった状況が生じるなど、地域の医療資源は有限であることを痛感しました。それぞれの機関がどのような役割を果たしていくかは、地域全体で考えなければならないことだと言えるでしょう。

高齢者ケアを強化する

ここからは、もう一つの軸である高齢者ケアの質向上について紹介します。当院の看護師は高齢者のケアは得意な分野とは言えないので、**表 5-1** のように、まず、当院での高齢者ケアの基本となる、大切にしたい６つのことを標語のように示しました。

表 5-1　高齢者ケアで大切にしたい６つのこと

1. 患者さんが困り顔 私の笑顔で安心を
2. わからない人と諦めず 聞いてみよう患者の声
3. 大きな声で話すより 目を見て・ゆっくり・単文で
4. コール鳴り慌てるよりもリズムに合わせて先回り
5. 「帰れませんよ」という前に時・場所・理由を伝えよう
6. その行動、やめて欲しいと思っても責めない・止めない・頼らない（薬）

また、急性期病院では高齢者のせん妄が課題の一つですが、せん妄を予防するため、DELTA プログラムを導入しました。DELTA(DELirium Team Approach) プログラムは、せん妄の発見と対処を行うための対策法で、詳細は成書に譲りますが、看護師教育を目的とした「教育プログラム」と、多職種チームで患者に対応する「運用プログラム」の２種類のプログラムから成ります。

大きな軸となるのが上記の２つで、この結果、当院では、身体拘束ゼロに近づけることができました（**図 5-3** 中の 1.82%が当院です）。毎日手術をしているような病棟であってもです。身体拘束をして寝かせきりにしてしまうと、高齢者はすぐに筋力が落ち、そこから誤嚥性肺炎を起こしたりと負のスパイラルに陥ってしまいます。ですので、できるだけ寝かせきりにせず、たとえ認知症を抱える高齢者が歩き回っていても、拘束をしたりせずに看護師が付き添っています。

図5-3 **全病床区分　身体拘束割合（DiNQL データより）**

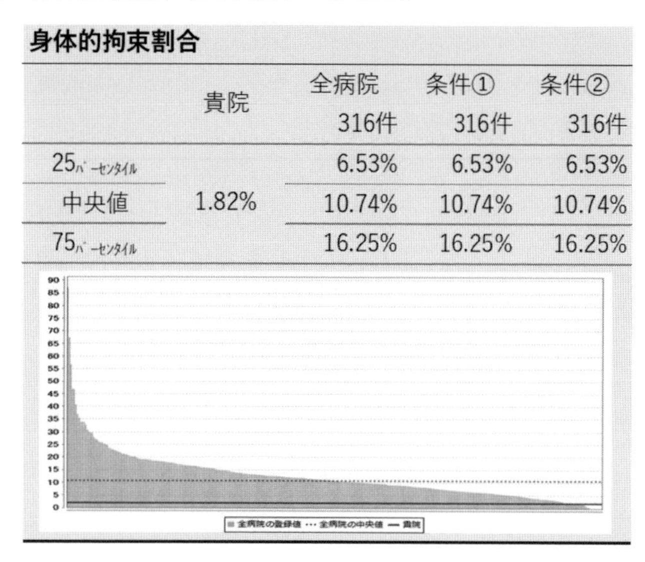

身体的拘束割合

	貴院	全病院 316件	条件① 316件	条件② 316件
25パーセンタイル	1.82%	6.53%	6.53%	6.53%
中央値		10.74%	10.74%	10.74%
75パーセンタイル		16.25%	16.25%	16.25%

急性期で身体拘束ゼロを目指すのは大変との声を聴くこともあります。たしかに、決してハードルは低いとは言えませんが、壁を乗り越えると、むしろケアが楽になってきます。もちろん、看護師に努力を求めるだけでは達成できませんから、たとえば、夜間でもオペ室から１時間でも２時間でもリリーフ体制を取れるようにするなど、仕組みを作る必要があります。

当院は、救命救急センターでもあるので、夜間の人員配置を手厚くしています。35床で３～４名体制をベースにしており、そのほか、救急部や手術室、カテーテル検査室など、加算がつかない部署にも人員を配置しています。

当然、コストはかかりますが、コスト以上のプラスのリターンがあると感じています。人員がいるおかげで拘束をしないですめば、体力も落ちず、早くに在宅に戻ることができるわけです。以前、ある高齢者施設の看護師に、骨折して病院に入院したら、もっと具合が悪くなって返ってきたと言われ、悔しい思いをしたこともありました。今では、在宅復帰の調整もしてくれ、元気なまま家に帰してくれると言ってもらえるようになりました。

実感を持てればケアが変わる

こうした看護ができるようになったのは、看護師の意識が変わったというところにも理由があります。たとえば急性期では、高齢者がちょっとベッドから起き上がろうとするだけでも、「危ないですから」と行動を止めようとするような場面を見ることがよくあります。これは、言葉による身体拘束です。こうした行動を見守れるようになってくると、だいぶ高齢者ケアが変化してきます。以前、多く使用していた離床センサー等の使用頻度が少なくなりました。

　現在、身体拘束は、救急など、せざるを得ない理由がある限られた場面だけになってきました。看護師の間に、身体拘束をしないほうが患者さんの回復が早いということが実感されてきたのだと思います。最終的には、看護師自身が行わないほうが楽というのがわかってくれば、高齢者ケアのあり方が変化します。

経営にもたらすメリット

　経営的な面から、このような高齢者ケアの意義を見てみます。**図5-4**は、当院の75歳以上のDPC入院期間と入院に占める75歳以上の割合の推移です。

図5-4　75歳以上のDPC入院期間と入院に占める75歳以上の割合

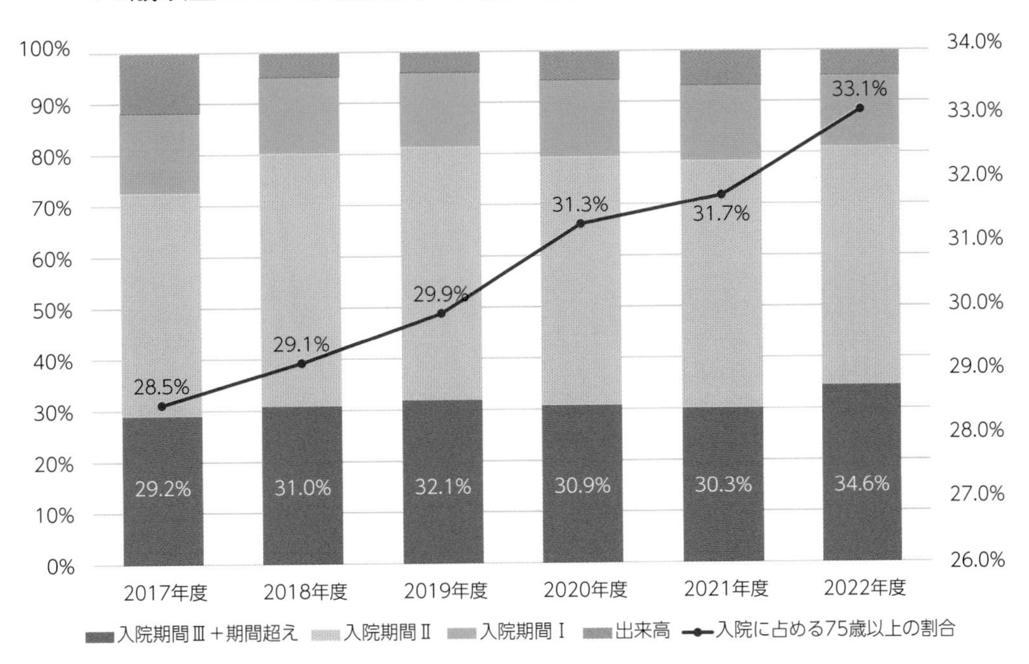

　患者さんを75歳未満と75歳以上とで比較してみると、75歳以上の患者さんの入院期間が明らかに長くなっています。**図5-4**のとおり、当院では、75歳以上の患者さんが入院に占める割合が右肩上がりで増えていますが、「75歳以上の患者さんの入院期間Ⅲ＋Ⅲ超え」を３割前後でキープしています。これを意識して維持していくよう努力しないと、３割超えの急性期病院だらけになってしまうと思います。当然、収益は厳しくなります。なぜ、高齢者ケアの質を向上させ、入院期間を短縮する必要があるかはこの図からも明らかです。

図 5-5 は、全国の６００床以上の病院の 75 歳以上の患者さんの DPC 期間Ⅲ・期間超え割合を示したものです。当院は、26.9%とだいぶ健闘していると感じています。

図5-5　75 歳以上の DPC 期間Ⅲ・期間超え割合

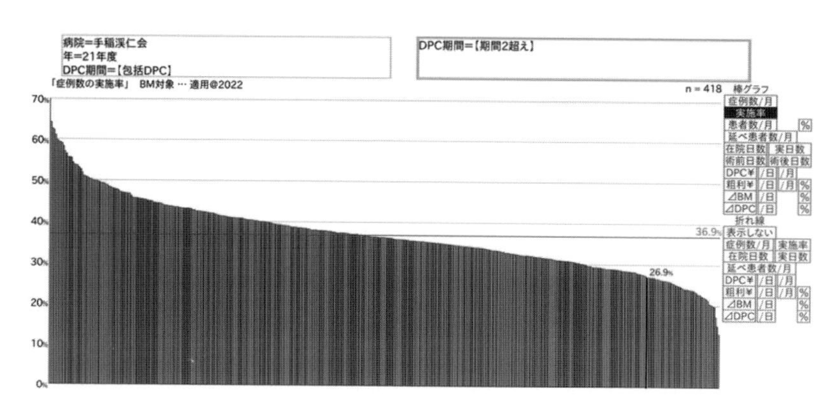

提供：株式会社 girasol（ヒラソル）

もちろんこの数字は、地域の人口構造、社会資源の量が影響するので、低くするのが難しい場合もあるでしょうが、急性期病院が収益性を向上させるには、この数字を抑えること、すなわち高齢者ケアの質向上が病院経営にもたらすメリットは明らかだと言っていいでしょう。なお、当院では BSC を用いて病院の目標を立てていますが、そこでは 26%を数値目標として掲げています。

看護師のモチベーションも上がる

現在はコロナ禍もあってできていないところもありますが、当院では、病棟看護師にも在宅にいってもらい患者さんの生活をみてもらうようにしています。自分たちが病棟で行った看護が、こんな風に暮らしにつながるんだということが理解できると看護師のモチベーションは大きく変わります。特に急性期病院は、患者さんの生活が見えにくいものです。患者さんの役に立てたという実感の有無はよりよいケアをしようというモチベーションに大きな影響を与えます。自分たちの行っていることが役立つとわかれば、よりよいケアをしようという気持ちが自然とわき上がってくるものなのです。

外来が地域とつながる鍵となる

先ほどは、患者さんを在宅にソフトランディングさせる「りんく」について紹介しました。りんくは、病院と在宅のギャップを埋めるものですが、地域としっかりつながるには外来が軸になると考えています。病棟は、機能的には患者さんを治療する場であり、地域とつなぐ機能を担うのが外来です。

地域との接点は外来です。ですから、外来の看護師の力量を高めていかないと、地域との連携は深化していきません。**図5-6**は、当院の考える外来看護の定義です。簡単に言えば、地域と接する部門はすべて外来と広く捉えています。

図5-6　外来看護の定義

「病と共に地域で暮らす患者やその家族の持てる力を高め、治療を受けながら生活がおくれるように、医療チームや地域と連携・調整し看護サービスを提供すること」

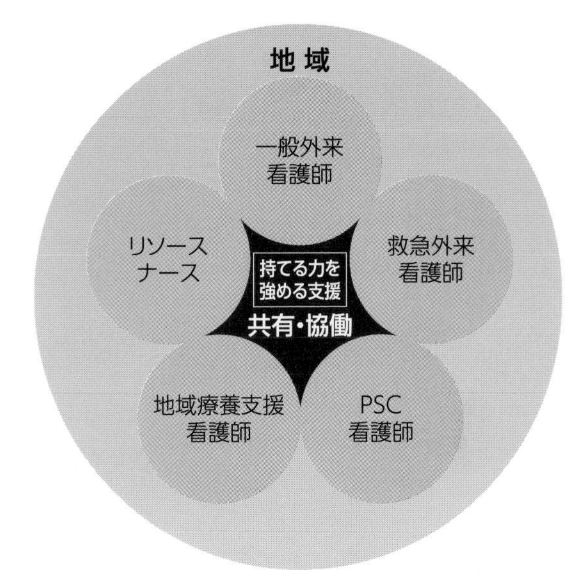

外来看護の概念図

当院では、入院するにあたっての説明などをワンストップサービスでできるよう、看護師、MSW、事務員を配置した患者サポートセンターを設置しています。

外来では重要な意思決定が行われることもあり、外来にこそ、力量のある看護師を配置する必要があると考えています。外来について詳細に述べると本稿の趣旨から離れてしまうため、簡単に止めますが、外来がしっかりと地域と連携することができれば、再入院率を低くすることができるはずです。病棟でいくらよい治療をしても、それは患者さんの人生のごく一部にすぎません。入院する前の生活や、地域に戻ってからどう暮らしていきたいかを事前に把握することができれば、病棟にいるときから治療のゴールを設定し、より適切なケアを提供することができます。

これは大きく言えば、医療と福祉の連携ということになると思います。現役世代の患者さんであれば、治療のゴールはおおむね共通していますが、高齢者は個々人で健康の状況が大きく異なるため、ゴールを決めるにはその人についての情報が必要になります。介護保険の利用者であれば、その人の詳細な生活情報や意向をケアマネジャーが把握していますから、早い段階でケアマネジャーと連携することができれば、退院後の生活を見据えてケアの方針を決めることができます。

院内の高齢者ケアの質の向上と、地域との連携ができてきた今、今後の課題は、外来を軸として、生活情報をつないでいくことだと考えます。地域包括ケアが推進されるなか、当院もよりいっそう地域での役割を高いレベルで果たしていきたいと思います。

Chapter

4

⑥ベッドの状況を時間軸で捉え看護師の労働生産性を高める

社会医療法人近森会　近森病院　看護部長
吉永 富美

最大の収入源は入院基本料

病院への経営貢献を考えたとき、看護部として取り組むべき、最も効果が上がる方策が病床管理だと考えています。

入院診療においては、入院基本料や特定入院料、指導管理料などは看護師が配置されることによって算定が可能となります。すなわち、看護配置や病床の管理が大きく影響するわけです。

なかでも入院基本料は収入源として大きく、当院では急性期一般基本料１を算定していますが、これが入院稼働額の約 37% を占めています。さらに特定管理料を合わせると、それだけで入院稼働額の 50% になります。

要するに、看護の労働生産性を上げるには、いかに効率的に病床管理を行うかが鍵となっています。なお、加算などの生産性への影響は、看護関係の指導料や管理料など看護部で算定しているものを計算したところ、意外にも、入院稼働額の 0.2%に過ぎませんでした。病院によって異なるところかもしれませんが、少なくとも当院においては、人件費を稼ぎ出すほどの収益ではありませんでした。やはり、病床の有効な活用こそが病院経営に大きく影響するのだと言えます。ただし、看護の専門性を上げる、ケアの質を上げる、というところでは各種加算の効果があったと感じています。

理事長より発表された今年度の当グループの目標は、「今までの発想にとらわれない自己改革～高知の地域医療を守る最後の砦になろう～」というものです。これを受けてのグループ全体の看護部の目標が「最善の医療・ケアを目指した継続看護の充実」です。

ここからブレイクダウンした当院の看護部の目標が、下記の４本柱となります。

・救急を断らない
・感染対策の充実
・地域での生活を支える
・働く仲間への気遣い

以下、この目標にもある「救急を断らない」に触れながら、当院での病床管理の工夫について述べていきたいと思います。

救急を受け入れるために質の高い医療を提供する

当院は、今年で創立75周年を迎えます。設立時から大事にしてきたのが、救急を受け入れるということです。75年間ずっと地域の救急を受け入れ、急性期機能を保ってきました。これは地域からも求められていることだと考えています。いつでもどんなときでも救急を受け入れることが期待されており、職員も、この地域の最後の砦になるという気概をもってくれていると思います。そのため、まず、「救急を断らない」を目標として挙げています。

しかし、ベッドの数は有限です。いつでも救急を受けられるようにするには、良質な質の高い医療サービスを提供し、早くよくなっていただいて地域（自宅や施設、紹介元の医療機関など）に帰っていただけるようにしなくてはなりません。

そして質の高い医療サービスを提供するには、まず人材を確保して育成する必要があります。ただ、当院のある高知県では、都心部と比較すると医師も看護師も不足する傾向にあります。そのなかで質の高い医療サービスを提供するには、しっかりとチーム医療を展開しなければなりません。チーム医療でキーパーソンとなるのが、患者さんの一番近くにいる医療専門職である看護師だと考えています。これは、現場のスタッフにもよく伝えていることです。

チーム医療の継承と推進

もともとチーム医療は、当院で継承してきたものであり、現在は、病棟常駐型チーム医療という形で展開しています。これは、病棟に担当として薬剤師やソーシャルワーカー、リハビリ職、栄養士、歯科衛生士などの医療スタッフに常駐してもらうもので、各病棟に常駐しているため、患者さんの情報や課題をそれぞれの立場で理解しており、カンファレンスなどで情報共有などの時間をかけなくてすむため時間短縮になり、情報のアップデートも容易です。

リソースナースの活用

当院には、特定行為研修を修了した看護師が26名おり、そのほか、認定看護師や特定看護師などのリソースナースや療養指導士といった専門性の高いスペシャリストがいます。こうしたスペシャリストが中心となり、心不全チーム、肺炎チーム、認知症・せん妄ケアチーム、RRT（院内急変対策チーム）、血管チームなどを結成して運営しています。専門ケアチームは一つの病棟に限らず、さまざまな所に介入し、質の向上に寄与しています。

また、この専門ケアチームの活動は病棟だけに収まらず、地域も活動範囲としています。たとえば、心不全チームや肺炎チームであれば、地域の医療機関や訪問診療をしている医師と心不全ネットワーク、肺炎ネットワークを結び、患者さんの情報をやりとりするといった活動をしています。

ケースによってはこの専門ケアチームが直接、電話や自宅を訪問することもあり、たとえば病棟から心不全の患者さんが退院する際は、心不全シートというものを書き、認定看護師や心不全療養指導士が心不全チームのカンファレンスの議題として挙げ、その患者さんの今後生活や課題となりそうなこと、対応策などを多職種で集まって話し合います。また、循環器不全の患者さんなどは在宅へ戻る方が多いので、その場合は居宅を訪問して環境を確認したり、呼吸器装着やカテコラミンを持続しながら在宅へ帰る方もいるので、認定看護師などが自宅に伺って調整し、訪問看護や訪問診療につなぐことをしています。薬剤師は、薬薬連携シートを用いてかかりつけ薬局と連携し、栄養士は家族指導の他、ケアマネジャーやヘルパーと連携しており、その他、デバイス植え込み者には遠隔モニタリングサポートや心臓リハビリ外来との連携を行っています。

診療報酬では評価されない活動も実践

現在のところ、残念ながらこうした活動は診療報酬上の対象とはなりませんが、地域に求められる役割を果たすためには必要なことだと捉えています。先日も、緩和ケアに入った心不全の末期の患者さんがいらして精神科認定看護師やリエゾンチームに介入してもらいましたが、患者さんやご家族に対してのメンタルケアができるのではないかと臨床心理士の導入も考えています。もちろんこのケースも診療報酬はつかないわけですが、当院は、高知県のなかでも循環器の患者さんをかなり受け入れていますし、病院の責務と捉えて行っています。

実情としては、持ち出しでケアを行っていることにはなりますが、将来的には診療報酬上で評価されるのではないかという期待もあります。心不全チームに関しては、２０２１年度からは日本循環器学会認定の資格として心不全療養指導士が開始され、看護師以外も取得できるため数名がこの資格を取っており、チーム力が上がっています。現在、リーダーは循環器の医師と認定看護師が担っており、組織横断的に動いてくれています。

かつて、栄養サポートチームが算定できるようになったように、当院が実践していたことに、あとから診療報酬がつくようなこともあり、経営的には一種の先行投資とも捉えるようにしています。

病棟常駐型のチーム医療を実践するようになってから、10 数年が経ちますが、各専門職が分業にならずに、専門性を活かしながら、まさにチーム医療のイメージそのままに活動してくれるようになっていると感じます。

ベッドの有効活用で救急ベッドを確保する

救急ベッドの確保に役立ったのが、病床管理の方針を変えたことです。

当院は、ベッド単価の高い ICU、救命病棟、HCU 病棟、SCU（脳卒中ハイケアユニット）などを全部合わせると 79 床あります。かつては、この単価の高いベッドの稼働率を上げて収益を上げるという方針だったのですが、常に重症度の高い患者さんが満床になるほどいるわけではありません。そのため、考え方を変え、稼働ではなくベッドをどう有効に使っていくかというところに注目しました。

時間軸で柔軟に看護師を動かす

ケアの手間も時間もかかる重症度の高い患者さんを全員、ICU などの集中系に移してしまうと、7:1 の入院基本料の重症度・看護、必要度が保てなくなるということが生じます。患者さんの重症度と入室基準が合わなければ、そうした患者さんでICUを埋めるよりも、一般病棟に移っていただけば7:1 の入院基本料の重症度が保てるうえに、集中系のベッドが空いていることで救急の患者さんを受け入れることができます。

稼働率重視ではなく、ベッドの回転率であったり、ベッドの単価にあわせて人を動かしていくという方針へと変更したわけです。これにより一般病棟も1対7の重症度を保つことができ、夜間や休日に合わせて救急ベッドを空けておくことにより救急を断らずに、受け入れることができるようになりました。

この体制は、ベッド状況を一日単位で考えていては動かせません。時間軸で考えることがポイントです。たとえば、7対1看護は平均で7対1となればいいわけですが、ICUなどの集中系は、常時2対1、あるいは4対1を維持するだけの看護師がいる必要があります。これは、逆に考えれば18床のうち10床しか埋まっていないのであれば、看護師が5名いれば配置基準を満たすわけですから、余っている看護師は、その時間帯にほかの病棟の応援に行くことができます。

ICUやERが満床にならない限り、常に浮いた人材が応援スタッフとしているわけですから、多少、ケアの手間がかかる患者さんを一般病棟に移しても、しっかりと看ることができます。この方針に変更してから、断らざるを得ない救急を減らせた上に、ベッド単価も上がり看護部の収益性を高くすることができました。

このような動き方に慣れてくると、ここ数年のコロナ禍でも、看護師が感染して出勤できなくなったり、発熱外来に患者が殺到しても、集中系や一般病棟を閉じて、一時的にスタッフを人数が足りない部署に動いてもらうということを、その時その時の状況に合わせて配置を変えるということができるようになりました。なお、こうした看護師の動きは、昼間は地域連携室に所属する病床管理の看護師長とERの師長、集中系のベッドコントロールの担当者が、病棟と相談しながら調整をしています。夜間や休日は、当直の看護師長が院内をラウンドしながら調整を行っていきます。

患者数に合わせて適宜、看護師が動くというこの形にしてからは、看護師1人の生産性という観点でみても、ずいぶん上げることができたのではないかと感じています。

当院の看護師としてふさわしい行動を

ただ、あまり経験したことのない診療科に応援に行くこともあるわけですから、そのあたりは若いスタッフが多いこともあり、業務をある程度標準化し、工夫をしています。標準化すると、意外とスムーズにいくものです。むしろ、当初はそうした慣れていない業務への不安よりも、「自分たちも忙しいのになぜ応援に行かなくちゃいけないの」などの文句、救急の要請があっても「忙しくて受けれない」といった憤懣などの反応もありましたが、救命救急センターがある高度急性期を担う近森病院の看護師としてもふさわしい行動をしてくださいということを伝え続けたところ、浸透するまでに数年ほどかかりましたが、今はどの看護師も、「自分がそこで何かの力になれるのだったらやります」と言ってくれるようになりました。

データをもとに交渉できる管理者に

こうした迅速な動きは看護師だけでなく、たとえば管理部も、看護部が「この病棟を半分閉じて、外来透析として使いたいと要望を出すと、その日のうちに管理部がやってきて、あっという間に準備してくれました。コロナ禍で発熱外来が増えたときも、看護師は何名ぐらいいるので、このようにゾーニングしてくださいなどリクエストすると、当日中に稼働できました。当院では、管理部も含めてチーム医療を行っているのだなということが実感されるところです。

連絡も理事長から管理部長まで、すぐに報告もしてくれますので、ありがたいことに看護部はかなり自由にさせていただいてると思います。たまに、理事長や管理部長への報告が後になり、やりすぎてしまったかと反省するということもありますが…。

最初から協力的に他部署が動いてくれていたわけではありませんし、動かし方もわかりませんでした。看護部としての動きを認めてもらうためには、根拠となる数字がないと納得してもらうのは難しいことです。そのため、高知大学の先生に来ていただいて目標を評価するための数値化する方法や経営などを教えていただきました。自分たちがこの先どうしていきたいのかということ考えてから、数年がかりで管理者研修をしてデータを扱えるよう育成を図りました。このときに、稼働率と回転率の違い、計算での導き方なども学び、どのように病棟運営をしていくか、そのためにどのようなデータが必要かといった勉強会もしました。

その結果、上手にデータを活用する看護師長もいれば、一緒に考える必要のある看護師長もいますが、数字をエビデンスに交渉をできる力もついてきましたし、みなで頑張った結果が出ていると思います。

＊

本稿でご紹介した取り組みは、それぞれ長い時間をかけて教育したり、学んできたりといったところがあるため、すぐに参考になるようなものではないかもしれませんが、最近は病床管理システムを打ち出しているベンダーも数多くあります。まず、なにをどうしたいかを整理してから、そうしたシステムの力を借りて病床管理を行うのも一つの手です。

当院でも、現在の仕組みに新しいシステムを導入した病床管理ができないかとも考えています。病棟にあるデータを上手に使い、より効率的な病床管理を目指していきたいと思います。

Chapter 4

⑦記録の質を高め、収益性を向上させる

NTT 東日本関東病院　副看護部長
村岡 修子

病院の収益性の向上

急性期病院において、医業収益を上げるためには、入院収益と外来収益を向上させなければなりません。この2つの収益を向上させる方法は、「1日単価の高い患者をより多く受け入れる」ことです。したがって、高度で複雑な検査や治療を受ける患者数を増やすことが鍵となります。また、入院収益の向上には、高い病床稼働率の維持が要になります。そして、病床稼働率の維持には、入院患者の在院日数をコントロールすることが重要になります。

記録の質・収益性の向上とクリティカルパス

クリティカルパス（以下、パスとします）の活用は、看護記録の質と収益性の向上に寄与すると考えます。パスは標準化された患者アウトカムや検査、治療、ケアがセットになっているため、必要な実施記録や経過記録をもれなく記載でき、構造化された記録のデータを用いて、看護の質を評価したり、ケアの改善方法を検討したりすることができます。

また、パスの入院期間をDPCⅡ期間に設定すれば、在院日数のコントロールに役立ちます。**図7-1**は、当院における入院単価の低い理由をロジックツリーによって分析した結果です。入院単価が低い要因の一つとして、「パスを改定していない」ことが挙げられています。当院は、1996年からパスを導入し、2000年から電子カルテによる運用を開始していましたが、定期的な見直しはされていませんでした。そのため、パスと実際の入院日数は乖離し、在院日数のコントロールには使われていませんでした。

図7-1　ロジックツリーを用いた分析

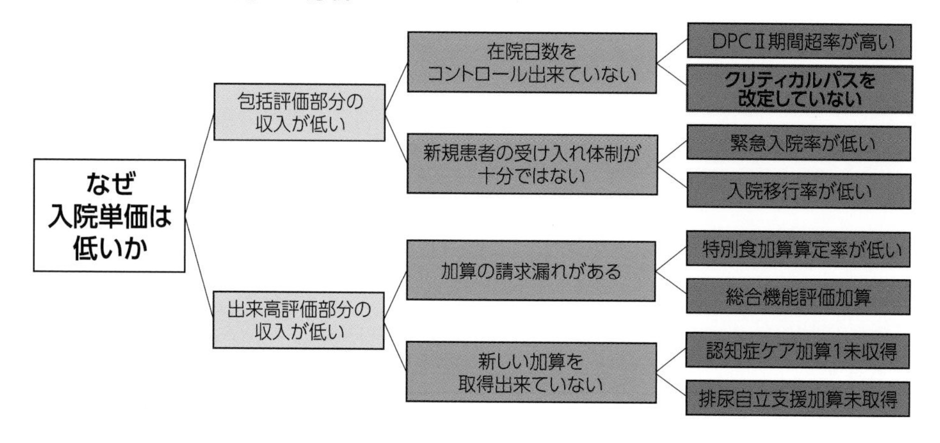

パスの改定

当院には、約160種類のパスがあるため、2019年から計画的に改定を行いました。当初の計画では、２年間で改定が終了する予定でしたが、電子カルテへの登録などに手間がかかり、最終的には３年を費やしました。改定時には、同一疾患治療における、検査オーダや点滴オーダ、入院期間などを標準化し、パスに看護計画マスタを紐づけました。前者は、病院分析システムからＤＰＣコード別に10〜15症例の検査、処置、食事、加算状況などのデータを抽出し、その結果を医師や看護師など、治療やケアを担当する職種と医事担当者で確認し項目を標準化しました。一方、後者は、改定するパスの患者アウトカムと観察・行為項目を、既存の項目から看護計画マスタへ置換し、さらに、患者アウトカムを評価するための観察と行為の関連性を示す資料を作成しました。

改定するパスの患者アウトカムと観察・行為項目を、看護計画マスタへ置換する

パスには、標準看護計画が包括されています。しかし、パスと看護計画に使用される用語や運用が別々になっている場合が少なくありません。当院も、パスを改定する前までは、別々の用語が用いられ運用されていました。そこで、パスの改定では、看護計画に使用していたマスタをパスに適用し、パスと看護計画を同じ項目（マスタ）になるよう整備しました。

当院の看護計画マスタは、HCbooksを利用しています[1)]。HCbooksは、厚生労働省標準規格である看護実践用語標準マスタに準拠し、観察と行為が疾患別・病期別にセット化されています。看護実践用語標準マスタには患者アウトカムマスタはありませんが、HCbooksには患者アウトカムマスタが含まれているため、パスを作成するためのマスタに適した構造になっています。

看護の質を向上するためには、看護実践が分析され、改善すべき点が明確に示される必要があると考えます。パスには、患者のアウトカムや患者に提供される治療やケア計画がすでに立案されているため、新人や当該科以外の病棟に勤務する看護師であっても、必要な記録を残すことができます。そして、記載されたデータを使って、パス適応患者とそれ以外の患者との看護ケアや在院日数の相違の原因などを分析できます。

患者アウトカムを評価するための観察と行為の関連性を示す資料を作成する

患者状態の観察や看護行為を実施する際は、それらのケアを行う目的が理解されている必要があると考えます。パスには、行うべき観察や行為は設定されていますが、その目的となる患者アウトカムと観察・行為との関連性は示されていません。新人や当該部署以外の看護師を問わず、看護師が等しくケアを実施し、正確な記録を残すためには、患者アウトカムを評価するための観察と行為の関係性を、あらかじめ可視化しておく必要があると考えます。

表7-1は、胸腔鏡下肺切除術を受ける患者のパスの患者アウトカムと観察・行為の関連性を整理した一覧表です。当院では、パスの改定や新規作成する際に、この一覧表も作成することが、パス推進委員会によって定められています。一覧表には、患者アウトカムと観察・行為以外に、患者アウトカムを評価する基準が列挙されます。このように関連性が一覧で理解できるようなツールがあれば、治療やケアはどのような目的をもって実施され、何を観察すべきかを考えながら、ケアを提供できま

す。さらに、パスに定められた基準から逸脱した患者状態の判断は、評価基準と照らし合わせて行えるため、医師への対応を迅速に依頼することができ、看護の質の向上を図ることができます。

表7-1 胸腔鏡視下肺切除術を受ける患者のパス（一部抜粋）

	アウトカム	判断基準	観察	行為
手術前日	身体的準備ができている	抗血小板剤・抗凝固剤が予定通り中止されている 禁煙ができている【適正値：できている】	抗血小板剤・抗凝固剤の中止 禁煙	中止薬の確認（薬剤師） 薬剤指導（薬剤師） 禁煙の確認
	体温に問題がない	体温【適正値：< 37.5℃】	体温	
	呼吸状態が安定している	呼吸数【適正値：≧ 10 かつ ≦ 25回/分】 呼吸困難がない【適正値：なし】 咳嗽がない【適正値：なし】	呼吸数 呼吸困難感 咳嗽 喀痰量 喀痰色 喀痰性状 呼吸音（左右差）	
	呼吸状態に問題がない	SPO2【適正値：≧ 94%】	SpO2	
	循環動態が安定している 疼痛のコントロールができている 便秘の症状・所見がない 食事摂取ができる 食事摂取ができる	拡張期血圧【適正値：< 90mmHg】 収縮期血圧【適正値：≧ 90 かつ ≦ 150mmHg】 脈拍数【適正値：≧ 50 かつ ≦ 100回/分】 疼痛（NRS）【適正値：≦ 3】 便回数【適正値：≧1回/24h】 食事摂取量（主食-11段階）【適正値：≧ 5】 食事摂取量（副食-11段階）【適正値：≧ 5】	血圧 脈拍数 疼痛（NRS） 疼痛部位 便回数 食事量	 術前処方 21時まで摂取可能 常食
術前	身体的準備ができている 体温に問題がない	抗血小板剤・抗凝固剤が予定通り中止されている 禁煙ができている【適正値：できている】 体温【適正値：< 37.5℃】	抗血小板剤・抗凝固剤の中止 禁煙 体温	中止薬の確認 禁煙の確認
	呼吸状態が安定している	呼吸数【適正値：≧ 10 かつ ≦ 25回/分】 呼吸困難がない【適正値：なし】 咳嗽がない【適正値：なし】	呼吸数 呼吸困難感 咳嗽 喀痰量 喀痰色 喀痰性状 呼吸音（左右差）	
	呼吸状態に問題がない	SPO2【適正値：≧ 94%】	SpO2	
	循環動態が安定している 疼痛のコントロールができている	拡張期血圧【適正値：< 90mmHg】 収縮期血圧【適正値：≧ 90 かつ ≦ 150mmHg】 脈拍数【適正値：≧ 50 かつ ≦ 100回/分】 疼痛（NRS）【適正値：≦ 3】	血圧 脈拍数 疼痛（NRS）	

パス改定後の効果

パスは、患者のアウトカムと治療や検査、観察、行為が標準化されたフォーマットに、標準化された用語で記録することができます。そのため、多職種間での情報共有が容易になっています。また、看護計画は医師がパスを適応された段階で立案されているため、観察結果や看護行為の実施をタイムリーに記録できます。タイムリーな記録は、多職種への迅速な情報共有につながっています。

当院における2021年度のパス適応率の平均は66.8%、入院単価の平均は84,001円で、入院単価は上昇傾向にあります（**図7-2**）。この要因はパス以外にも考えられますが、特にパスの改定に尽力を注いだ整形外科の入院単価は上昇し、現在は安定した収入になっていることから、パスの改定が入院収益に貢献している割合は少なくないと考えています。主に整形外科患者が入院する病棟の2022年7月の入院単価は約86,000円、病床稼働率は98.4%でした。

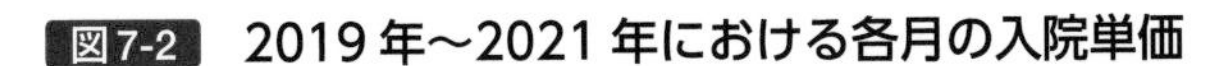

図7-2　2019年～2021年における各月の入院単価

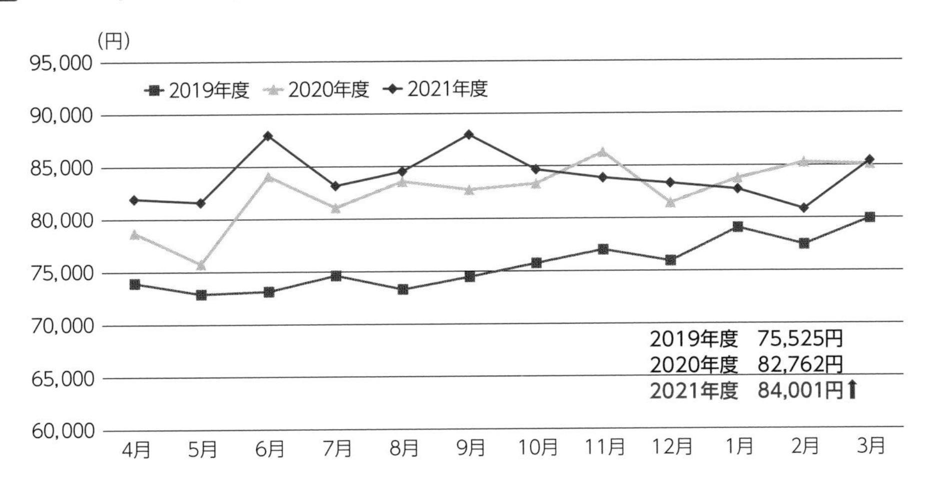

看護記録の教育

看護記録の教育は、看護記録の質を高めるために必須です。当院では、看護記録の研修をラダー別に実施しています（**表7-2**）。ラダーⅠ～Ⅲの講師は看護記録委員会メンバー、ラダーⅣ、Ⅴは講師を招聘し開催しています。研修は講義とグループワークで構成されていますが、当院では特にグループワークに力を入れています。

表7-2　ラダー別の看護記録の研修

研修名	対象者(定員)	頻度(回／年)	研修時間	講師	研修概要
看護記録研修Ⅰ	ラダーⅠ	1回	2時間 半日	院内	1．看護記録基準 2．看護記録の書き方 3．電子カルテの入力方法
看護記録研修Ⅱ	ラダーⅡ	2回 (1回/人)	1日	院内	1．看護記録の形式監査 2．看護記録の質監査
看護記録研修Ⅲ	ラダーⅢ ラダーⅣ	2回 (1回/人)	1日	院内	1．アセスメントの記録方法 2．クリティカルパス分析
看護記録研修Ⅳ	ラダーⅣ	1回	半日	外部	1．看護記録の質監査 2．医療紛争予防の記録
看護記録研修Ⅴ	ラダーⅤ	1回	1日	外部	1．診療記録の分析（DPC） 2．分析可能な記録の構築

パスの分析は、ラダーⅢの研修で学習します。研修では、まず、患者アウトカムに対するバリアンス発生時の記録方法を学びます。次に、模擬症例を用いてグループワークによるパス分析を行い、患者アウトカム、治療やケア、観察や看護行為を変更すべきか否かを検討します。なお、このグループワークの方法は、パス関東友の会[3]でのグループワークを参考にしています。

バリアンスが発生した際の記録は、看護師の専門的なアセスメントとして経時記録のＡ欄に記載されます。当院の経過記録は、ＳＯＡＰで記載されますが、研修を開催する前まではＡの記録はＳとＯよりも少なく、内容もアセスメントというよりは「思い」に近い表現で記載されることが散見されていました。しかし、ラダー研修から４年経過した現在では、バリアンスに対する看護師の判断が記載されるようになり、看護記録の質も向上していると考えます。

＊

以上のことから、パスの運用は、看護記録の質を高め、収益性を高めると考えます。もし、みなさまの施設で、看護記録の質と収益性の向上を検討しているのであれば、ぜひ、パスの作成、分析、改定、教育に着手してみてはいかがでしょうか。

引用・参考文献

1）一般社団法人日本看護業務研究会 HP　https://www.jasni.or.jp/（2022 年 9 月 23 日確認）
2）Health Care Books 説明書 Ver3.1　一般社団法人日本看護業務研究会（2020）
3）パス関東友の会 HP　https://pathdekanto.wixsite.com/passe-de-quan-tout（2022 年 9 月 23 日確認）
4）村岡修子「看護記録の現状と課題への対応」大久保清子、坂本すが編「情報を地域につないで多職種連携がうまくいく看護記録の活用術」Nursing BUSiNESS，2018，23-33.
5）村岡修子「病棟運営にかかわる課題 ③入院単価を上げたい」宇都由美子編「ヒト・モノ・カネの問題を解決　データ分析・活用入門」Nursing BUSiNESS，2021

第5章

これからの病院経営に
不可欠な看護部門の
IT、DX、AIへの挑戦

Chapter 5

これからの病院経営に不可欠な看護部門のIT、DX、AIへの挑戦

鹿児島大学病院　医療情報部　特任教授・部長
宇都 由美子

Society5.0 時代の看護

Society5.0、DX という言葉を、最近よく耳にするようになりました。従来使われてきたIT（Information Technology）との違いは何なのでしょうか。IT は、コンピュータとネットワーク技術の総称のことです。インターネットやデジタルテクノロジーの進化に伴い、「旧来のアナログな作業をデジタル化して便利にする」という意味合いで IT 化という言葉が使われるようになりました。

DX（Digital transformation）は、2018 年に経済産業省が「DX レポート～ IT システム『2025 年の崖』克服と DX の本格的な展開」[1)]を発表した際に用いられた用語で、企業がデータやデジタル技術を活用し、組織やビジネスモデルを変革し続け、価値提供の方法を抜本的に変えることを意味しています。

Society5.0 は、サイバー空間（仮想空間）とフィジカル空間（現実空間）を高度に融合させたシステムによる人間中心の社会を実現しようというものです[2)]。狩猟社会（Society 1.0)、農耕社会（Society 2.0)、工業社会（Society 3.0)、情報社会（Society 4.0）に続く、新たな社会を指すもので、第 5 期科学技術基本計画において我が国が目指すべき未来社会の姿として初めて提唱されました。私達が今生きている Society4.0 の社会では、知識や情報が共有されず、分野横断的な連携が不十分であるという問題があります。人が行う能力に限界があるため、あふれる情報から必要な情報を見つけて分析する作業が負担であったり、年齢や障がいなどによる労働や行動範囲に制約があったりします。また、少子高齢化や地方の過疎化などの課題に対しても十分に対応することが困難であるという課題を抱えており、それらの克服を目指すものです。

Society5.0 が目指される背景

少子高齢化やそれに伴う人口減少は、我が国の経済・社会に大きな影響を与える可能性があります。我が国の総人口は、2019 年 10 月 1 日現在、1 億 2,617 万人であり、総人口に占める 65 歳以上人口の割合、すなわち高齢化率は 28.4%です。2065 年には総人口が 8,808 万人と減少し、高齢化率が 38.4%以上となることが推計されています（**図 1**）[3)]。

図1　高齢化の推移と将来推計

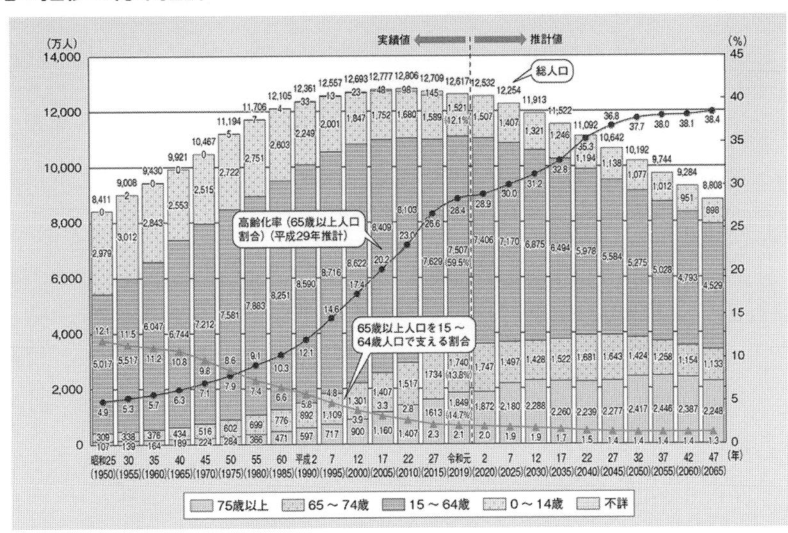

出典：高齢化の状況（厚生労働省）

このような高齢化の推移は、多くの分野で国内需要の縮小をもたらします。また、供給面では、少子高齢化に伴う生産年齢人口の減少が労働投入の減少につながります。また、社会面でも、少子高齢化に伴い社会構造が変化することから多様な課題が生じます。独居世帯の増加や地域人口の減少によりコミュニティ維持が困難になるなど、基本となる人と人との結びつきが希薄化することで、社会資本の形成が困難となる可能性があります。

Society5.0で実現する社会

Society4.0は情報社会と言われながら、情報があふれ、必要な情報を見つけ、分析する作業に困難や負担が生じています。また、必要な知識や情報が共有されず、新たな価値の創出が困難など、様々な課題があります。Society 5.0では、リアルな世界をスマートスピーカーやセンサーといった機器などから膨大な情報をバーチャルな世界に集積し、ビッグデータが形成されます。これらのデータをAI(Artificial Intellignece)が解析し、その解析結果をリアルな世界にフィードバックさせます。これにより、人間が解析できる範囲を超えた解析が可能となり、新たな価値が生まれてくることが期待できるというものです。

医療・介護の分野におけるSociety 5.0で実現する新たな価値の事例として、各個人のリアルタイムの生理計測データ、医療現場の情報、医療・感染情報、環境情報といった様々な情報を含むビッグデータをAIで解析することにより、以下のようなメリットが期待されています。①医療・介護現場でのロボットによる支援で負担を軽減すること、②生理・医療データの共有によりどこでも最適な治療を受けること、③リアルタイムの自動健康診断などでの健康促進や病気を早期発見すること、④ロボットによる生活支援・話し相手などにより一人でも快適な生活を送ること、といったことができるようになるとともに、社会全体としても医療費や介護費などの社会的コストの削減や、医療現場等での人手不足の問題を解決することが可能となると述べられています[2)]。

病院における IT 化の歴史

我が国において急速に発展してきた医療の IT 化について、Society1.0 から 5.0 へ当てはめて、その歴史や展望について述べます。まず、Society1.0 は伝票や紙の診療記録による運用であり、コミュニケーションツールも電話や FAX など、アナログな手段を用いていました。

次に Society2.0 は、オーダリングシステムの開発・普及の時代だと言えます。院内で用いられていた伝票を一つ一つシステム化して、業務の効率化や待ち時間の短縮など、患者サービスの向上が得られるよう努力した時代と言えます。1980 年代はまだまだコンピュータが一般的に利用されておらず、鹿児島大学病院においても、オーダリングシステムを導入した頃は画面ばかりを見ながら悪戦苦闘している医師に対して、「先生、コンピューターばっかり見ていないで、少しは僕の顔を見てくださいよ。」というクレームを良く耳にしていました（**図2**）。コンピューター・アレルギーと称する医師や看護師が多い中、さらにベンダーにもノウハウの蓄積がない中、伝票や紙カルテ等の紙運用からコンピュータ・システムへのパラダイムシフトは大変な労苦を伴いました。それらの努力があったからこそ、患者サービスの向上や医療安全などの質保証の上で、大きな成果につながったと言えます。

図2 病院の IT 化　Society1.0-2.0 時代

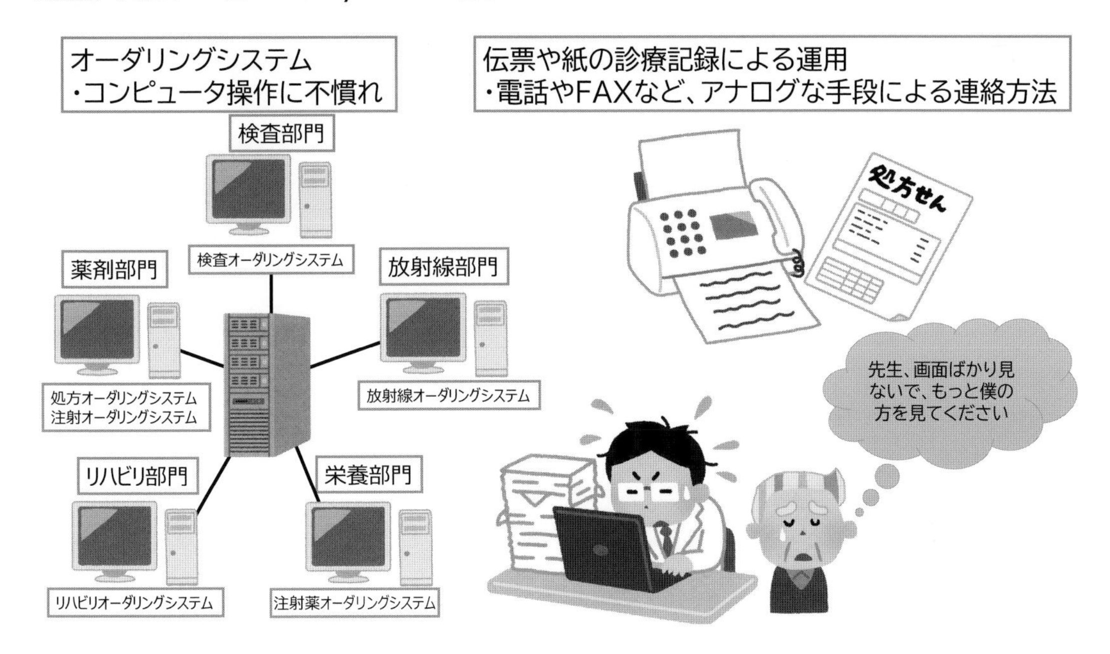

episode1

当院のオーダリングシステムに関連するエピソードです。1984年、井形昭弘先生（初代脳神経内科教授、元鹿児島大学病院長、元鹿児島大学長）の類まれなリーダーシップによって、既設の国立大学病院の中で、初めて発生源入力による総合的な病院情報システムの導入が決定され、その開発メンバーに私も加えていただきました。当時、当院以外の大学病院では、診療現場は伝票運用のままで、医事会計のみが大型汎用コンピュータによって、受付・会計業務とレセプト作成が効率化されていました。井形先生は「これからは紙や鉛筆代わりにコンピュータを使う若い人が増えてくるから、診療支援や看護支援となるトータルなシステムを作るべき」という熱い信念で、新しい運用形態を導入され、オーダリングシステムと命名し、短期間で安定稼働に導きました。すなわち、オーダリングシステムという名称は鹿児島大学病院発なのです。初めて処方オーダリングシステムをスタートした時、井形先生はレシーバーを片手に、各外来を回りながら、「今、診察室で処方を入力して登録しました。どうぞ。」と薬剤部に連絡を入れると、薬剤師から「はい、プリンターから処方箋が印刷され始めました、どうぞ。」というやり取りが行われていたことが、今となっては懐かしい思い出です（**図3**）。

図3 鹿児島大学におけるオーダリングシステムの開発

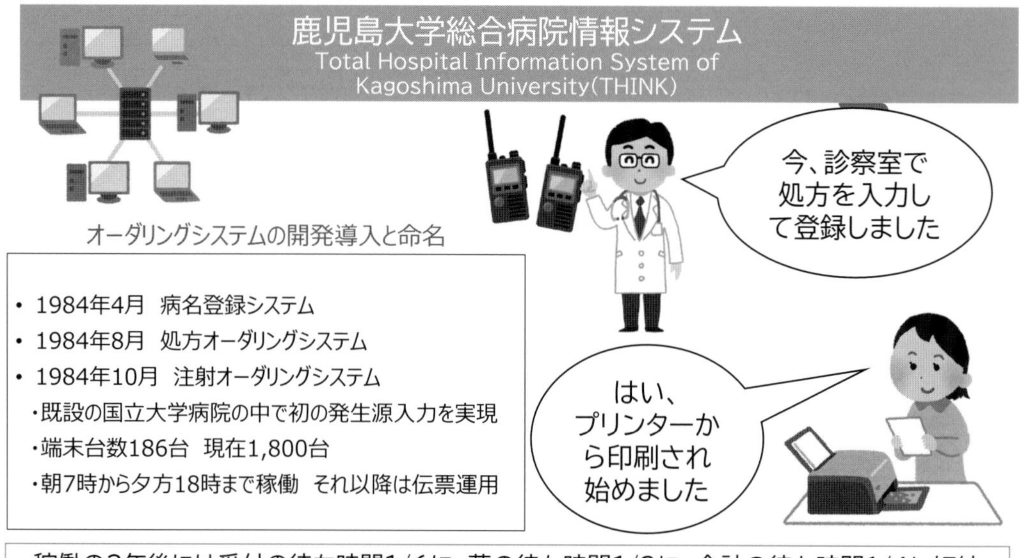

電子カルテの開発・普及

医療IT化のSociety3.0時代は電子カルテシステムの開発・普及だと考えます。平成29年時点で400床以上の医療機関においては電子カルテの普及率が85.4%となっており、病床規模が大きいほど、普及状況が高くなっています（**表1**）[4]。

表1　電子カルテシステムの普及

電子カルテシステム

	一般病棟（※1）	病床規模別			一般診療所（※2）
		400床以上	200～399床	200床未満	
平成20年	14.2%（1,092／7,714）	38.8%（279／720）	22.7%（313／1,380）	8.9%（500／5,614）	14.7%（14,602／99,083）
平成23年（※3）	21.9%（1,620／7,410）	57.3%（401／700）	33.4%（440／1,317）	14.4%（779／5,393）	21.2%（20,797／98,004）
平成26年	34.2%（2,542／7,426）	77.5%（550／710）	50.9%（682／1,340）	24.4%（1,310／5,376）	35.0%（35,178／100,461）
平成29年	46.7%（3,432／7,353）	85.4%（603／706）	64.9%（864／1,332）	37.0%（1,965／5,315）	41.6%（42,167／101,471）

オーダリングシステム

	一般病棟（※1）	病床規模別		
		400床以上	200～399床	200床未満
平成20年	31.7%（2,448／7,714）	82.4%（593／720）	54.0%（745／1,380）	19.8%（1,110／5,614）
平成23年（※3）	39.3%（2,913／7,410）	57.3%（606／700）	62.8%（827／1,317）	27.4%（1,480／5,393）
平成26年	47.7%（3,539／7,426）	77.5%（637／710）	70.6%（946／1,340）	36.4%（1,956／5,376）
平成29年	55.6%（4,088／7,353）	91.4%（645／706）	76.7%（1,021/1,332）	45.6%（2,422／5,315）

【注釈】
（※1）一般病棟とは、病院のうち、精神科病床のみを有する病院及び結核を除いたものをいう。
（※2）一般診療所とは、診療所のうち歯科医業のみを行う診療所を除いたものをいう。
（※3）平成23年は、宮城県の石巻医療圏、気仙沼医療圏及び福島県の全数を除いた数値である。

出典：医療施設調査（厚生労働省）

電子カルテのメリットについては、「①診療業務の効率化が進み、待ち時間の短縮やICの提供など、患者サービスの向上が図れる。②デジタル化による管理の正確性が向上し、検索の迅速化や確実性の向上が得られる。③医療業務を安全に運用することができ、医療の質保証が進む。④院内外の情報共有や連携が強化できる。」などがあげられます。

一方、デメリットとしては、「①初期費用やランニングコストがかかる。②セキュリティリスクへの対策強化が必要になる。③職員のITリテラシーや情報倫理のための教育や研修が必要になる。④システム管理の人材が必要になる。⑤システムへの依存度が高くなればなるほど、院内のコミュニケーション不足につながる可能性が高まる。」などが一般的に言われています。

病院DWH（Data Ware House）

病院のIT化のSociety 4.0は、DWHを活用した大量のデータの解析と、地域医療情報ネットワークの構築、さらにインターネットの普及などによるクラウドサービスの実用化の時代と言えます。電子カルテをはじめとする病院情報システムで蓄積された大量のデータを解析して、患者サービスの向上や診療支援、医学研究支援が行えるようになりました。また、各地で地域医療情報ネットワークの構築が進んでおり、これらが発展して、個人の医療・介護・健康データを個人が管理できるPHR(Personal Health Record)の開発へと繋がっています[5]。さらに、電子カルテや画像診断検査、検体検査などのデータ、診療記録をはじめとする情報を、クラウド環境で保管・利用できる機能として、医療クラウドサービスも実用化されつつあります[6) 7)]。

当院における病院情報システムに蓄積されたデータの活用例をご紹介します。2003年、急性期入院医療にDPC包括評価制度（DPC/PDPS：Diagnosis Procedure Combination / Per-Diem Payment System）が導入されました。DPCの導入により病院のマネジメントが大きく変化しました。医療資源の投入量という尺度が決められたことにより、DPCごとに過去の入院患者の収支状況をオンラインで参照できるシステムとして「DPC-BANK」を開発しました。1入院ごと、1日ごと、あるいは注射・処置・手術などの項目ごとに、ドリルダウンして収支の詳細を確認できます（**図4**）[8]。実施した診療内容について、効率化の余地があるかないかは実施者にしかわかりません。この画面を参照しながら、抗生物質の投与期間や血液製剤等の使用の有効性、あるいはパス作成時の参考など、様々な検討に用いられています。このように当院におけるシステム開発のコンセプトは、病院内における「ヒト」「モノ」「カネ」の流れを“見える化”することにあります。伝票運用について現状分析を行い、「誰が」「いつ」「どこで」「どのような行為」が行われているのか、また、それら一連の行為に対して、保険診療上、矛盾のない診療報酬請求をどのように実現させるのか明らかにして、コンピューターシステムに移行させていきました。

図4　DPCBANK―管理会計システム―

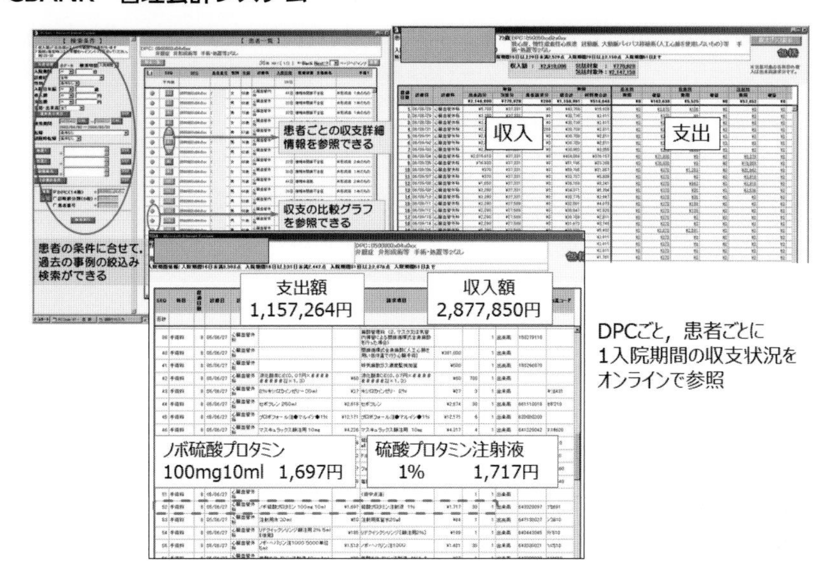

episode 2

なぜ、“見える化”に徹したシステム開発を行っているのか、その背景をご紹介します。1986 年　当院のオーダリングシステムの生みの親である井形昭弘先生が、オーダリングシステムを開発し安定稼働させている病院のリーダーとして、国際内科学会で特別講演をされました。講演終了後、開発途上国の参加者から、「THINK 導入によるコストベネフィット」に関する質問があったそうです。

当時国立大学病院は歳入・歳出という予算・決算管理を行っており、井形先生はそれを丁寧に説明したものの、質問者には理解できる内容ではありませんでした。その結果、「所詮、金持ち国のお遊びですね。」と一刀両断にされたそうです。帰国後、井形先生はこの出来事を大層悔しく思っておられたようで、「とにかく収支が見える病院を作ってほしい。常にコストベネフィットを考慮したシステム開発を行ってほしい。」という言葉を後に続く私たちに託されました。

働き方改革とDX

働き方改革の実現手段として、テレワークが推奨され始めました。COVID-19の感染拡大後は、感染リスクの回避、BCP（Business Continuity Planning）の確保が重点課題となり、テレワークの効果への期待が高まっています。当院においても、お見舞いや業者の出入りについて厳しい制限が設けられました。この制限で最も影響を受けたのが、治験に係る業務です。製薬会社から委託を受けた臨床開発モニターCRA（Clinical Research Associate）は、主に東京や大阪などの都会から来院してくるため、感染者数が多かった都会からの来訪者の院内出入りは、特に制限を受けました。そこで、セキュアなネットワークシステムと利用状況管理が可能な機能によるリモートアクセスサービスをNECと協力し、現在、導入の準備を進めています。本リモートアクセスサービスを利用することによって、大部分の確認作業が、電子カルテ参照系にアクセスすることで可能となります（**図5**）。

図5 **リモートアクセスサービス**

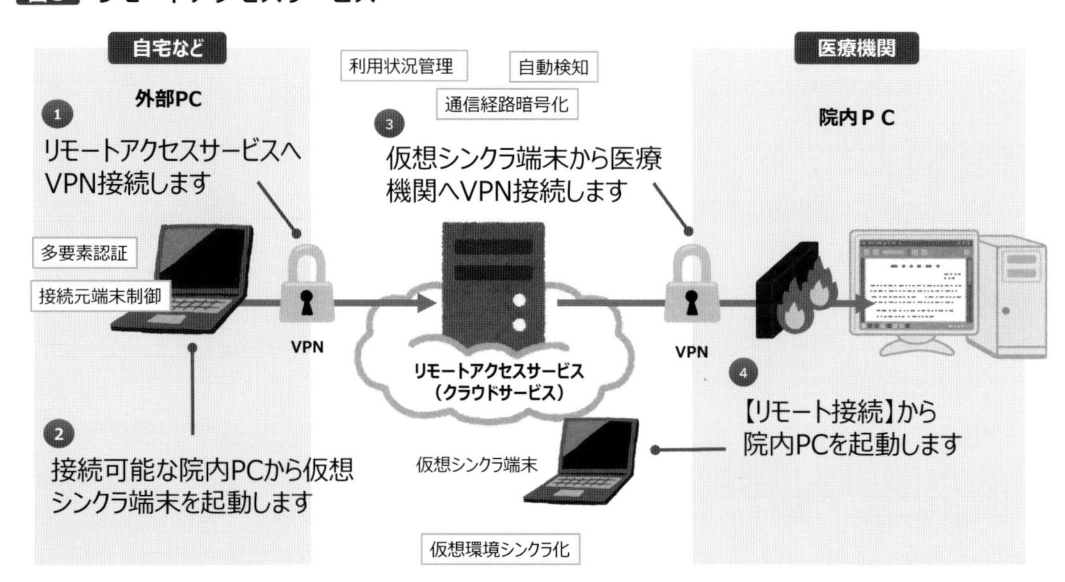

出典：NECソリューションイノベータ株式会社

今後、この機能を利用することによって、医師をはじめとする医療従事者も、必要に応じて自宅から電子カルテにアクセスして、患者状態を把握することができることを目指しています。たとえば、患者状態が変化した時に、自宅にいる主治医に連絡が入ると、これまでは病院に駆けつけ、患者状態や経過の記録を確認するということを行ってきましたが、直ちに電子カルテにアクセスし、検査結果や画像の参照ができるため、薬剤投与、あるいは経過観察などの指示を出すことができ、迅速に対応できるようになります。

Society4.0時代に提唱された変革のキーワードの代表的なものがDXです。既に、次世代情報管理基盤としてクラウドを利用したサービスが研究・開発されているので、今後、クラウドを利用して、各種マスタや様々なチェック機能、さらに電子カルテのソフトウェアの供給などサービスを共有しシェアすることで、システム維持費の低減化や業務の迅速化が図れ、安全性の向上に繋がるというメリットが得られると考えます。

地域ときどき入院という時代の看護

団塊の世代が75歳以上となる2025年を目途に、地域包括ケアシステムの実現が目指されています。地域ときどき入院という時代の看護はどうあるべきでしょうか。超高齢社会へのチャレンジとして、患者や地域住民の生活機能を急性期から在宅まで共通の評価尺度を用いて評価することができれば、未来に明るい希望が見いだせると思います。高齢者の多くは病気の軽快、増悪を繰り返しながら、医療機関及び介護施設と居宅を行きつ戻りつします。

この間に高齢者の生活機能が改善したのか、そうでないのか、改善したとすれば、どのようなケアが効果的であったのかなど、状態の判断とケアの有効性について、客観的に評価することが極めて重要です。超高齢社会となり、複数疾患を抱えつつ生活を行う個人が多数存在する社会においては、個々人の疾患群が何々であるのか、という事と併せて、その個人の生活機能のレベルが可視化されることが、治療やケアにおいて必須と言えます（**図6**）。

現段階では、臨床現場で活用できる指標をICF(International Classification of Functioning, Disability and Health)に準拠して作成するところから始めなければなりませんが[9]、これらの指標が形となり、医療のみならず介護まで含めて、患者及び地域住民に係るすべての職種が活用することができるように、日々の記録の中からAIが作成支援を行うことも可能になると考えます。

図6 ICF に準拠した生活機能分類

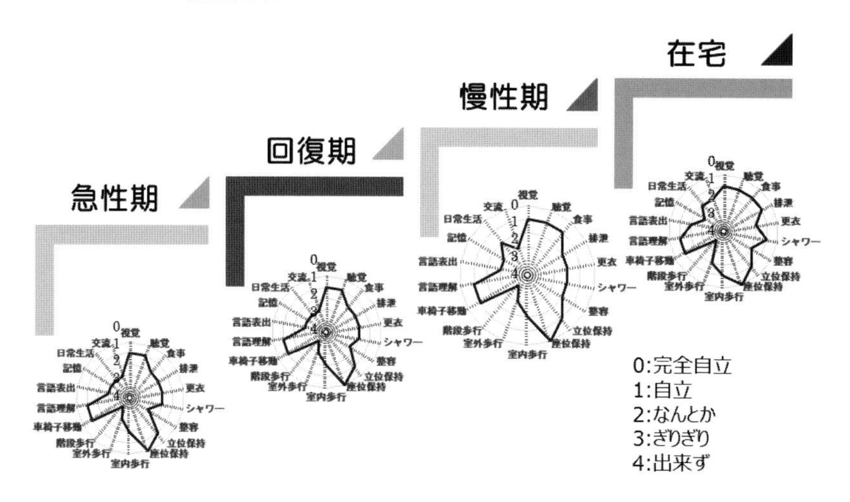

看護記録と AI

チーム医療の推進のためには、患者と医療者間の情報交換のための手段となる診療記録が必要不可欠です。患者の病気や問題を明らかにし、提供するキュアやケアの根拠となる記録を残していかなければなりません。しかし、最近では、施設がその設立要件や診療報酬上の要件を満たしていることを証明するための記録が増え続けています。患者さんの診療記録はチームで記録しているために、実施した時間や処置内容について、職種間の不整合や記録の欠落も生じる可能性があります。

臨床的に意義のある正確な記録を書くことによって、それらの記録が AI によって発展的に活用される可能性と記録監査に使えるようになり、比較的短期間で電子カルテに実装できるかもしれません。たとえば、文書作成漏れが生じていると AI が判断した場合に、該当患者さんや該当文章名をリストアップしてくれるというスクリーニングに AI を用いようとしています。AI の推論結果を初期値として、施設要件として必要な文書類の下書きを自動作成する、あるいは看護師が自動作成された内容の確認や最小限の修正を行うだけで良いとことになります。

現在、NEC と共同開発している看護記録と AI の活用例です。「右臀部に褥瘡形成する」という記録に対して、自然言語処理で「右臀部」「に」「褥瘡」「を」「形成」「する」と分け、それらをベクトル変換します。数値化された文章より、患者状態を認識し推論します。その結果、褥瘡計画書の作成が必要であるかどうか判断できるというものです（**図7**）。

図7　看護記録に関する AI の活用

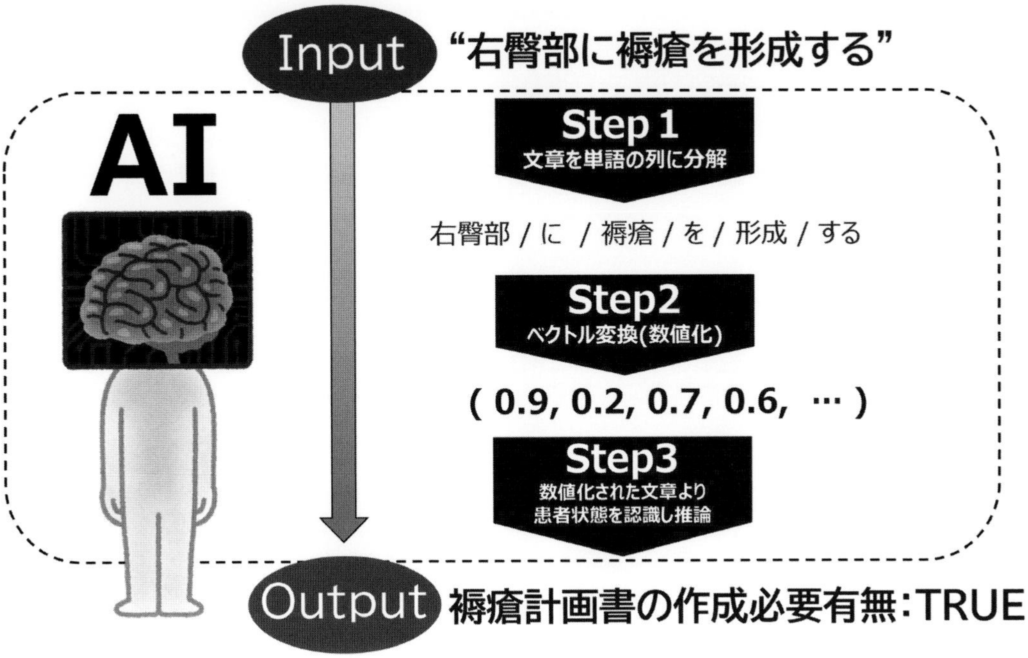

出典：NEC

文書の作成は、多岐にわたる情報の分析を必要とする高度なタスクです。一方、文書作成に時間がかかる、看護師による質のばらつきが存在するなどの課題があります。AIの予測結果を利用することで、作成時間の短縮や質の向上を実現できます。また、これらの取り組みを進めていく上で、将来的には文書の完全自動作成を目指していきたいと思います。

私達看護師は、患者にとって臨床的に意義のある記録を残すことが使命であって、施設基準の要件としての文書を書くことが使命ではありません。患者の最新の正確な記録を残すことで、他の事務的な文書作成から解放されることこそ、看護 DX のあるべき姿だと考えます。

病床管理とAI

看護師長の皆様、出勤後コンピュータのボタンを押したら、2日後の退院推奨患者リストが画面に表示されたらと想像したことはありませんか（**図8**）。看護におけるAIの活用として、病床管理に用いる開発に着手しています。AIが入院患者の入院期間やDPC情報、患者の状態もとに、退院患者候補を推奨することで、院内の適切な病床管理のサポートを実現しようというものです。

図8　病床管理に関するAIの活用

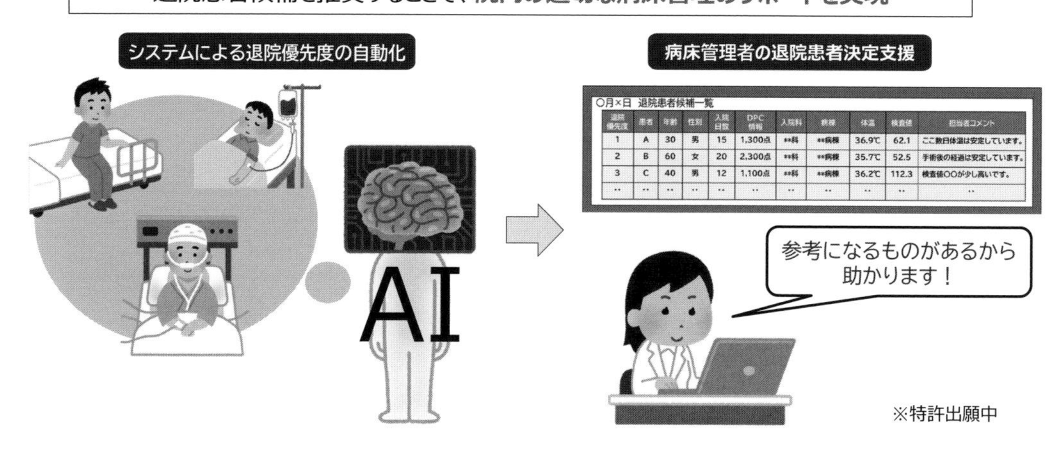

出典：KGMI&NECソリューションイノベータ株式会社

現在、多くの病床管理者は、病床の稼働率維持とDPCⅡの期間退院を守ることの両立が難しいという悩みを抱えています。退院患者の決定は、DPCの理解と患者の状態をふまえて判断が必要なため、必要な情報収集と意思決定に時間がかかっています。病院経営と患者にとって最適な退院タイミングを決める必要があり、このことは病床管理者の相当なストレスになっています。多数の入院患者の複雑な情報をみながら経験則で行ってきた退院患者決定を、AIを活用することによって業務負担・精神的負担を軽減することができます。また、患者状態に加えて入院期間、DPC情報まで考慮することで、1床当りの生産性を高め、病院の収益アップに繋がります。AIが検査値やバイタルサインなどの患者状態、退院支援看護師のコメントなど幅広い情報を総合的に判断した結果に基づいて、主治医や看護師長が判断したというプロセスを見える化でき、患者・家族の納得も得やすくなると期待できます。

AIが退院可能性について、これまでよりも拡大してデータ管理を行い、どう判断したか分かるため、公平性が担保でき、必要とされるスピードで、退院可能な患者候補を表示することができるため、病床管理者はより効率よく判断することができます。さらに、患者状態に加えて入院期間、DPC情報まで考慮した上で1病床当りの収益性の向上を実現することができ、病院経営に大きく貢献します。

これからの病院経営に不可欠な看護部門のIT、DX、AIへの挑戦

私が看護部長の天の声に導かれて医療情報の開発に携わるようになったのは、1984年でした。その当時、診療記録に含まれるテキスト、数値、波形、画像などすべての情報を電子化し体系的な情報収集、閲覧ができるようになることなど、夢のまた夢と思われていました。しかし、20年ほどの間に電子カルテシステムが開発され、現在は普及期に入っています。これまで述べてきたsociety5.0や看護DXなど、現在は夢のまた夢と思われるようなことが、20数年後には実現しているかもしれません。病院経営のみならず、地域包括ケアシステムの構築においても、看護職の活躍への期待はますます大きくなっていきます。新しいことに挑戦することを恐れずに、看護管理者は、常に「虫の目」「鳥の目」「魚の目」を学び実践していただきたいと念じております。

引用・参考文献

1)DXレポート ～ITシステム「2025年の崖」克服とDXの本格的な展開～
https://www.meti.go.jp/shingikai/mono_info_service/digital_transformation/20180907_report.html
2) 内閣府　科学技術・イノベーション
https://www8.cao.go.jp/cstp/stmain.html
3) 内閣府　第1章　高齢化の状況
https://www8.cao.go.jp/kourei/whitepaper/w-2020/html/zenbun/s1_1_1.html
4) 電子カルテシステム等の普及状況の推移 厚生労働省
https://www.mhlw.go.jp/content/10800000/000938782.pdf
5) 経済産業省　PHR（Personal Health Record）
https://www.meti.go.jp/policy/mono_info_service/healthcare/phr.html
6) クラウドサービス事業者が医療情報を取り扱う際の安全管理に関するガイドライン第1版
https://www.soumu.go.jp/main_content/000567229.pdf
7)NEC、医療DXに向け新たなクラウドサービスを提供開始
https://jpn.nec.com/press/202111/20211117_01.html
8) 宇都由美子、村永文学、宇宿巧一郎、熊本一朗：病院DWHを利用したDPCごとの患者別原価計算、医療情報学23(1)、23-31，2003.
9) 渡邊 直．修正要介護認定調査票による生活機能メイン項目評価．http://sunao.sakuraweb.com/form.html

索　引

欧文

和文

ア行

カ行

演習データのダウンロード方法

本書の資料は、WEB ページからダウンロードすることができます。以下の手順でアクセスしてください。

■メディカ ID（旧メディカパスポート）未登録の場合

メディカ出版コンテンツサービスサイト「ログイン」ページにアクセスし、「初めての方」から会員登録（無料）を行った後、下記の手順にお進みください。

https://database.medica.co.jp/login/

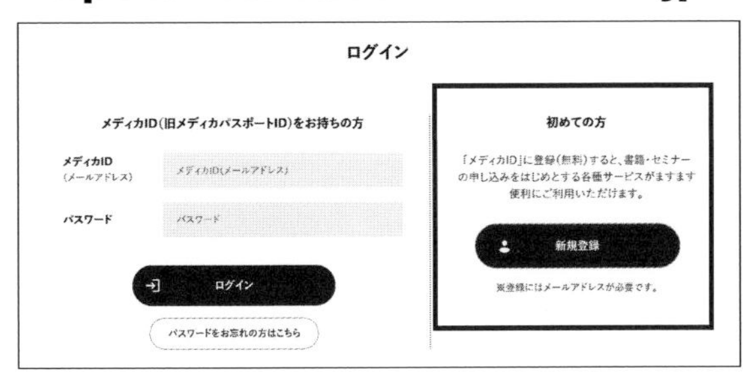

■メディカ ID（旧メディカパスポート）ご登録済の場合

①メディカ出版コンテンツサービスサイト「マイページ」にアクセスし、メディカ ID でログイン後、下記のロック解除キーを入力し「送信」ボタンを押してください。

https://database.medica.co.jp/mypage/

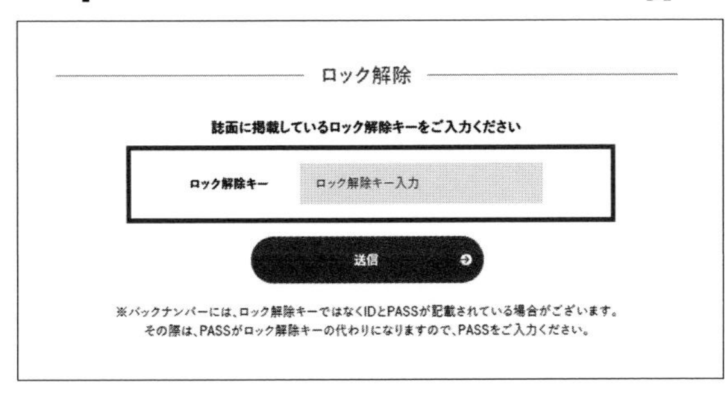

②送信すると、「ロックが解除されました」と表示が出ます。「ファイル」ボタンを押して、一覧表示へ移動してください。

③ダウンロードしたい資料のサムネイルを押すと「ダウンロード」ボタンが表示され、資料のダウンロードが可能になります。

ロック解除キー　nb2022aki

＊WEB ページのロック解除キーは本書発行日（最新のもの）より 3 年間有効です。有効期間終了後、本サービスは読者に通知なく休止もしくは終了する場合があります。

＊メディカ ID・パスワードの、第三者への譲渡、売買、承継、貸与、開示、漏洩にはご注意ください。

＊データやロック解除キーの第三者への再配布、商用利用はできません。

＊図書館での貸し出しの場合、閲覧に要するメディカ ID 登録は、利用者個人が行ってください（貸し出し者による取得・配布は不可）。

＊雑誌や書籍、その他の媒体および学術論文に転載をご希望の場合は、当社まで別途お問い合わせください。

＊データの一部またはすべての Web サイトへの掲載を禁止します。

＊ダウンロードした資料をもとに作成・アレンジされた個々の制作物の正確性・内容につきましては、当社は一切責任を負いません。

●読者のみなさまへ●
このたびは、本増刊をご購読いただき、誠にありがとうございました。ナーシングビジネス編集室では、今後も皆さまのお役に立つ増刊の刊行を目指してまいります。つきましては、本書に関するご感想・ご提案などがございましたら当編集室（nbusiness@medica.co.jp）までお寄せくださいますよう、お願い申し上げます。

Nursing BUSiNESS チームケア時代を拓く 看護マネジメント力UPマガジン
2022年秋季増刊（通巻229号）

看護管理者に今、求められる黒字化の視点！
事例に学ぶポイントを押さえた収益性の高い病棟づくり

2022年11月10日発行　第1版第1刷
2023年 2 月10日発行　第1版第2刷

定価（本体2,800円+税）

ISBN978-4-8404-7769-7
乱丁・落丁がありましたらお取り替えいたします。
無断転載を禁ず。

Printed and bound in Japan

編著　宇都 由美子
発行人　長谷川 翔
編集担当　猪俣久人／粟本安津子
本文デザイン・DTP　株式会社イオック
表紙デザイン　株式会社イオック

発行所　株式会社メディカ出版
〒532-8588 大阪市淀川区宮原3-4-30
ニッセイ新大阪ビル16F
編集　TEL 03-5777-2288
お客様センター　TEL 0120-276-115
広告窓口／総広告代理店　株式会社メディカ・アド
TEL 03-5776-1853

URL https://www.medica.co.jp
E-mail nbusiness@medica.co.jp
印刷製本　日経印刷株式会社